U0344897

爱·心帖

专家提示

　　胆石症是一种进展比较缓慢的疾病，它的形成非一朝一夕的偶然事件。它不像内科的胃肠炎、肺炎，服用药物就可完全治愈，基本不会留下什么后遗症；也不像外科疾病那样来势凶猛，但开完刀，创口就能慢慢愈合没事了。然而，胆石症非手术治疗，随时有复发的可能；开刀把结石取尽了，但成石的原因还在，结石再生的概率也很高；把成石的场所胆囊切除了，但脏器缺失的弊端又出现了。因此，病人手术后仍需适当调理。要注意饮食，改掉不进早餐、高脂饮食等不良习惯，要饥饱适度，劳逸结合。病人要听从医嘱，按时服用利胆药物，定期随访，必要时做腹部B超、肝肾功能等检查，争取早日康复。

《专家诊治胆囊炎与胆石症》

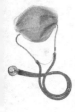

挂号费丛书 升级版

姓名		性别		年龄		就诊卡号	

专家诊治
胆囊炎与胆石症

科别	消化科	日期		费别	

施维锦　主编

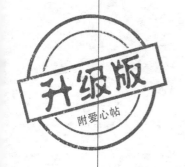

升级版

附爱心帖

药价	

上海科学技术文献出版社

图书在版编目（CIP）数据

专家诊治胆囊炎、胆石症 / 施维锦主编 . —上海：
上海科学技术文献出版社，2012.3
ISBN 978-7-5439-5217-1

Ⅰ.①专… Ⅱ.①施… Ⅲ.①胆囊炎—诊疗—问题
解答 Ⅳ.① R575.6-44

中国版本图书馆 CIP 数据核字（2012）014485 号

责任编辑：胡德仁
美术编辑：徐　利

专家诊治胆囊炎、胆石症
施维锦　主编
*
上海科学技术文献出版社出版发行
（上海市长乐路 746 号　邮政编码 200040）
全国新华书店经销
常熟市人民印刷厂印刷
*
开本 850×1168　1/32　印张 6.125　字数 122 000
2012 年 3 月第 1 版　2012 年 3 月第 1 次印刷
ISBN 978-7-5439-5217-1
定价：15.00 元
http://www.sstlp.com

随着人们物质文化生活水平的提高，一旦生了病，就不再满足于"看病拿药"了。病人希望了解自己的病是怎么得的？怎么诊断？怎么治疗？怎么预防？当然这也和疾病谱的变化有关。过去，患了大叶性肺炎，打几针青霉素，病就好了。患了夜盲症，吃些鱼肝油丸，也就没事了。至于怎么诊断、治疗，怎么预防，人们并不十分关心。因为病好了，没事了，事过境迁，还管它干嘛呢？可是现代的病不同了，许多的病需要长期治疗，有的甚至需要终生治疗。许多病不只需要打针服药，还需饮食治疗、心理调适。这样，人们自然就需要了解这些疾病的相关知识了。

到哪里去了解？当然应该问医生。可是医生太忙，有时一个上午要看四五十位病人，每看一位病人也就那么五六分钟，哪有时间去和病人充分交谈。病人有困惑而不解，自然对医疗服务不满意，甚至对医嘱的顺从性就差，事实上便影响了疗效。

病人及其家属有了解疾病如何防治的需求，而门诊的医生爱莫能助。这个矛盾如何解决？于是提倡普及医学科学知识，报刊、杂志、广播、电视都常有些介绍，对一般群众增加些防病、治病的知识，当然甚好，但对于患了某病的病人或病人的家属而言，就显得不够了，因为他们有很多很多的问题要问。把与某一疾病相关的知识汇集成册，是一个

总序

总序

好主意,病人或家属一册在手,犹如请来了一位家庭医生,随时可以请教。

上海科学技术文献出版社有鉴于此,新出一套"挂号费丛书"。每册之售价约为市级医院普通门诊之挂号费,故以名之。"挂号费丛书"尽选常见病、多发病,聘请相关专家编写该病的来龙去脉、诊断、治疗、护理、预防……凡病人或家属可能之疑问,悉数详尽解述。每册10余万字,包括数百条目,或以问诊方式,一问一答,十分明确;或分章节段落,一事一叙一目了然。而且作者皆是各科专家,病人或家属所需了解之事他们自然十分清楚,所以选题撰稿,必定切合需要。而出版社方面则亦在字体、版式上努力,使之更能适应各阶层、各年龄之读者需要。

所谓珠联璧合,从内容到形式,"挂号费丛书"确有独到之处。我相信病人或家属读了必能释疑解惑,健康的人读了也必有助于防病强身。故在丛书即将出版之时,缀数语于卷首,或谓之序,其实即是叙述我对此丛书之认识,供读者参考而已。不过相信诸位读后,必谓我之所言不谬。

复旦大学附属中山医院内科学教授

上海市科普作家协会理事长

杨秉辉

总序

患了胆囊炎、胆石症主要有哪些症状

患了胆囊炎、胆石症需进行哪些项目诊断检查

一、临床检查

三、影像诊断

专家诊治

ZHUANJIA ZHENZHI DANNANGYAN DANSHIZHENG

胆囊炎、胆石症

目录

医生对胆囊炎、胆石症病人会进行哪些诊断治疗

一、治疗原则

二、药物治疗

三、其他非手术治疗

四、传统外科手术

专家诊治

ZHUANJIA ZHENZHI DANNANGYAN DANSHIZHENG

胆囊炎、胆石症

目录

专家诊治 胆囊炎、胆石症

ZHUANJIA ZHENZHI DANNANGYAN、DANSHIZHENG

目录

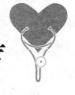

患了胆囊炎、胆石症
主要有
哪些症状

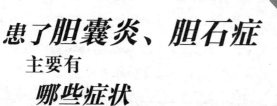

姓名 Name ＿＿＿＿＿＿＿ 性别 Sex ＿＿＿ 年龄 Age ＿＿＿＿

住址 Address ＿＿＿＿＿＿＿＿＿＿＿＿＿＿＿＿＿＿＿

电话 Tel ＿＿＿＿＿＿＿＿＿＿＿＿＿＿＿＿＿＿＿＿

住院号 Hospitalization Number ＿＿＿＿＿＿＿＿＿

X 线号 X-ray Number ＿＿＿＿＿＿＿＿＿＿＿＿＿

CT 或 MRI 号 CT or MRI Number ＿＿＿＿＿＿

药物过敏史 History of Drug Allergy ＿＿＿＿＿

患了胆道疾病会有哪些症状

胆道疾病种类很多,各有不同的症状,病人应该注意以下情况,一旦出现,应该去医院看病。

① 突然起病,疼痛较以往剧烈,伴有频繁呕吐时,应立刻去医院看病,有可能是胆绞痛、胆道蛔虫症等急性发病。如果病情重,还有寒战高热,眼睛发黄,说明是急性胆管炎发作,有出现中毒性休克的可能,更应该立即送病人去医院,否则轻者耽误病情,重者危及生命。

② 虽然胆道疾病以往有过明确诊断,但近期症状较以往有不同或发展,应去医院检查。如原来是胆囊结石,也没有黄疸,而这次有黄疸,要考虑胆囊结石掉入胆总管引起继发的胆总管结石;原来是胆囊息肉或慢性胆囊炎,近来感觉症状加重,伴消瘦、乏力,要考虑疾病是否有恶变。

③ 以往有过胆道手术史,近来又出现上腹部疼痛、黄疸、发热等,要去医院检查,是否有残余结石或结石复发,同时也有必要搞清这次发病和以前手术是否有关。如以前做胆道内引流手术的病人,近期出现经常的上腹部不适伴发热,有可能是逆行性感染引起的。

什么是胆囊安静结石

胆囊安静结石又称无症状结石。是指在用 B 超或 X 线等检查、或在非胆道疾病行腹部手术探查时,意外发现胆囊内存在结石而病人无明确的胆道疾病的症状和体征。但临床医生要肯定无症状结石有时还有些困难，因为在这些无胆道疼痛症状的结石携带者中，经详细询问病史，有些人有过某些症状，如上腹部不适、进食油腻后上腹部隐痛等，只是病人不认识是胆囊结石的症状，误以为是胃病而已。因此，胆囊安静结石占胆囊结石病人的百分比，各家统计相差较大。无症状结石中10%~20%的病人在今后岁月中可能发生胆道症状或并发症，所以如何对待无症状结石专家们尚有不同的观点。

患了胆囊结石、胆囊炎会有哪些症状

慢性胆囊炎的临床症状多不典型，可有右上腹或中上腹隐痛，向右肩背部放射，尤以进食后明显。平时可有腹胀、嗳气和厌食油腻等消化不良症状，很像慢性"胃病"。有的病人有便秘，尤以老年人多见。病人右上腹肋缘下有轻度压痛或压之不适感。胆囊积水时，右肋下可触及肿大的胆囊。当慢性胆囊炎急性发作时，病人可出现右上腹绞痛，向右肩部和右下胸背部放射，伴有轻到中度的发热、恶心、呕吐。少部分病人可出现轻度黄疸。

胆结石病人为什么会认为自己患了胃病

临床上，很多胆结石病人往往自己认为得了胃病，随便吃些胃药而不去就医,结果不仅延误了治疗,而且会产生严重并发症,小病酿成大病。究其误诊原因是多方面的。首先,胃和胆囊同属消化器官,又同位于上腹部,都受内脏神经支配,这两个脏器有病时,表现的症状常常极为相似。主要症状有嗳气、呃逆、饱胀不适、恶心呕吐等上消化道症状,而且不易区分疼痛来源。其次,胆囊结石也像胃病一样是慢性疾病,症状时好时发,有时服药后症状缓解,这种慢性病程极像胃病。第三,发病诱因相似。胆结石和胃病的发病诱因常与饮食不当、情绪激动、精神紧张有关。第四,很多情况下两病可同时存在。很多胃病病人开始的确是胃病,以后生了胆结石,却一直误认为仍是胃病,未做进一步的检查和治疗。也有很多胆结石的病人以后得了胃病。总之,病人如果有上腹部隐痛不适等应及早就诊,不应麻痹大意,自作主张,以免延误病情。即使是胃病,也要长期随访,因为有些胃病有癌变倾向。

胆道疾病病人
为什么常会引起呕吐

　　胆道疾病引起的呕吐多为胆囊或十二指肠壶腹括约肌痉挛收缩导致的反射性呕吐,呕吐物多为胃内容物,可含有胆汁,量少,呕吐比较频繁。但如果呕吐特别频繁,要考虑胆源性胰腺炎的可能。反射性呕吐还要和胃十二指肠溃疡或肿瘤引起的幽门、十二指肠梗阻鉴别,后者呕吐物不带胆汁,量多,带有宿食。

胆囊炎、胆石症的
腹痛有哪些特点

　　胆囊炎、胆石症急性发作时出现上腹部突发性、阵发性绞痛,痛常放射至右肩或右背部,同时伴有恶心、呕吐。疼痛前往往有进食油腻食物的诱因,疼痛好发生于夜间,有"夜间痛醒"的特点。慢性胆囊炎、胆石症的疼痛往往有右肋部的隐痛,同时伴有腹胀、嗳气等上消化道症状,有时很难与胃病区别。

胆囊炎、胆石症为什么
会引起肩背部疼痛

　　分布在胆囊和胆管的感觉神经纤维是从胸段脊髓第7～10节发出的交感神经所构成的腹腔神经丛,神经末梢以胆囊管和胆总管下端最密集。腹腔神经丛与右膈神经之间具有交通枝。膈神经来源于第4颈神经,第4颈神经同时组成颈神经丛,后者支配后背部。当结石嵌顿于胆囊颈、胆囊管或胆囊炎的刺激反射到腹腔神经丛,或炎症累及右膈下腹膜及右膈肌时,疼痛就会通过同节交感神经或脊髓神经传到同一脊髓节段支配的右肩背部,病人即会感觉右肩背部放射性疼痛。

胆囊炎、胆石症病人
为什么会半夜被痛醒

夜间痛醒是胆囊结石病人的疼痛特点之一。胆囊像一个口袋,分为胆囊底、胆囊体、胆囊颈和胆囊管4部分。晚上平卧尤其是向左侧卧时,胆囊管位置最低,胆囊底部上悬,胆囊内结石落向胆囊颈部。一旦嵌顿胆囊管,即可引起胆绞痛发作。

胆囊炎、胆石症病人为什么常
在饱餐或进食油腻食物后发作

正常人进食时,尤其是进食蛋黄、脂肪和奶油等高脂饮食后,食物进入十二指肠会刺激肠黏膜分泌胆囊收缩素,使胆囊收缩,胆汁排入胆总管,同时胆总管出口部的壶腹括约肌松弛,使胆汁进入十二指肠与食物一起搅拌混合,有利于食物的消化吸收。有胆囊结石的病人进食油腻食物后,胆囊收缩素大量分泌,胆囊收缩,在将胆汁排入胆总管的同时,也将结石推向胆囊颈部和胆囊管。由于胆囊颈和胆囊管是胆囊相对狭窄的部位,胆囊管内又有螺旋瓣,因此结石容易嵌顿于此,引起胆绞痛发作。

胆道疾病的发热
会有哪些特点

发热是胆道疾病病人最常见的症状,主要和胆道的炎症相关。由于炎症的急、慢、轻、重和病人的病情、反应程度等不同,发热的高低、规律也有所不同。急性胆囊炎发热的特点是先有腹痛后有发热,热度不会太高,在 37.5 ~ 38.5℃,一般没有寒战,经对症处理后大部分病人能自行缓解;急性胆管炎病人的特点主要是寒战高热,伴有腹痛、黄疸,但是少数病人(肝内胆管结石、Caroli 病)可以没有腹痛或黄疸。高热不退或呈弛张热(早晨没有发热或仅有低热,下午出现高热,温差在 1℃以上)者,一般出现在并发肝脓肿或膈下脓肿的病人。

胆囊炎、胆石症会引起黄疸吗

胆囊炎、胆石症通常情况下不会引起黄疸,如有下列情况会引起黄疸:一是胆囊结石嵌顿于胆囊颈部,哈特曼袋水肿严重,有时会压迫胆总管引起轻度黄疸。哈特曼袋水肿消退,黄疸会自然退却。二是当胆囊内结石由于胆囊收缩而排入胆总管,引起胆总管梗阻。此时,会引起黄疸。如胆总管内结石梗阻不能解除,黄疸将持续存在。三是急性胆囊炎时,胆囊严重感染蔓延到胆囊床附近的肝脏和肝内胆管,会引起轻度黄疸。

胆管结石会有哪些典型症状

胆管结石的临床表现主要取决于结石部位、有无梗阻和感染及其程度。小的胆管结石可以排入十二指肠而不产生任何症状。结石在胆管内未造成完全梗阻,病人也可以毫无症状,或只表现为消化功能紊乱、不规则低热、轻微畏寒和上腹疼痛。当结石引起胆管慢性梗阻而没有感染时,可表现为上腹部隐痛及波动性黄疸。当结石引起胆管急性梗阻时,可出现右上腹剧烈绞痛、病人转辗不安不能平卧、寒战、高热、黄疸急剧加深。胆管结石引起梗阻后,胆汁引流不畅甚至完全不通,淤潴的胆汁很易继发感染,典型的胆管炎为寒战高热、黄疸和腹痛,即所谓"夏枯三联征",严重时可出现梗阻性化脓性胆管炎,又称重症胆管炎,可引起休克和精神症状。出现所谓的"雷诺五联征"。肝内胆管结石的表现与胆总管结石的表现基本相似,疼痛较胆总管结石轻,但寒战、发热非常明显。局限于一侧肝管的肝内胆管结石可无黄疸,但全身情况比较严重,容易形成重症胆管炎或胆源性肝脓肿。

何谓"夏枯"三联征?
"雷诺"五联征

胆管炎会引起"夏枯"三联征,即腹痛、寒战高热和黄疸。因 1877 年 Charcot 首先提出而得名。多数病人腹痛是由于结石嵌顿于胆总管下端壶腹部,刺激壶腹括约肌和胆管平滑肌致痉挛所致。寒战高热是由于胆道感染逆行扩散,致病菌和毒素逆流入血引起全身中毒症状。黄疸是由于结石嵌顿引起胆管梗阻所致。在上述三联征的基础上,再出现休克和神志淡漠、嗜睡、昏迷等精神症状,1954 年,雷诺（Reynolds）等首先认为这是急性梗阻性化脓性胆管炎，病情严重，细菌和毒素大量进入循环系统所致，故称为"雷诺五联征"。出现这些症状反映病情危重，需及时手术引流胆道。

何谓重症胆管炎？
化脓性梗阻性胆管炎

急性梗阻性化脓性胆管炎是在急性胆管炎寒战高热、右上腹疼痛、黄疸等一系列症状的基础上，由于梗阻未能解除，同时发生胆道化脓性感染，出现感染性休克[动脉收缩压低于9.34千帕（70毫米汞柱）]，或具有下述两种以上症状者称为急性重症胆管炎：a. 精神异常；b. 体温大于39℃或小于36℃；c. 心率大于120次/分；d. 血白细胞计数大于20×10^9/升（2万/立方毫米）；e. 胆汁呈脓性伴胆管内压显著增高；f. 血培养阳性。两者基本上没有多大区别。

为什么胆管结石
容易引起中毒、休克

胆管结石容易引起梗阻，产生梗阻性黄疸，梗阻时胆汁内的含菌率明显升高，胆道压力增高，可使含有细菌的胆汁"返流"入肝静脉乃至全身。在解剖上，肝外胆管和门静脉、肝动脉、引流肝—胆的淋巴组织、肝神经丛等组织形成肝蒂。因此，肝外胆管内的毒素也易经其毗邻的门静脉、淋巴管进入血液循环引起中毒、休克等严重症状。研究表明，梗阻性黄疸使病人的免疫功能低下，使肠道细菌移位和产生内毒素血症。其原因是梗阻性黄疸的情况下，胆汁酸盐不能随胆汁排入肠内，而胆盐具有一定的抑制肠道内细菌繁殖的作用。在缺少胆盐的情况下，肠道内细菌繁殖过盛，内毒素量增多，也使肠内细菌穿过肠壁黏膜进入血流及邻近的组织、脏器，激发一系列的炎症反应，产生中毒和休克等严重症状。

患了胆囊结石 会有哪些并发症

胆囊结石的常见并发症有下面几种：a. 急性胆囊炎：在患胆囊结石的病人中有10%~20%以急性胆囊炎首诊，主要是胆囊结石嵌顿于胆囊颈部或胆囊管后，引起胆囊内胆汁滞留、浓缩，胆盐浓度的升高刺激胆囊黏膜引起化学性炎症。在此基础上继发细菌感染，引起急性炎症。b. 胆囊积水、积脓：如胆囊颈管部结石嵌顿后未引起继发感染，胆汁内的胆色素被吸收，胆囊内充满胆囊壁分泌的透明黏液，整个胆囊胀大，这种情况称胆囊积水；如胆囊颈管部结石嵌顿后继发感染，可导致胆囊积脓。c. 胆囊坏疽、穿孔：胆囊张力不断增高，致囊壁血供障碍，引起胆囊壁缺血坏死，因此时伴有细菌感染，故形成坏疽性胆囊炎。如进一步穿孔，可形成腹膜炎。d. 慢性结石性胆囊炎：胆囊结石的慢性刺激使胆囊壁纤维组织增生，炎性细胞浸润，胆囊壁增厚，肌肉纤维萎缩,胆囊收缩功能减退。e. 继发胆总管结石:如胆囊内的小结石经扩大的胆囊管排入胆总管,即可引起胆总管结石,其发生率为10%~20%。如果结石嵌顿于胆总管下端,可引起阻塞性黄疸和急性胆管炎。f. 胆石性胰腺炎:由于胆总管和胰管在解剖上有共同开口,如胆囊内排入胆总管的胆石将共同开口堵塞,胆汁将返流至胰管促使大量胰酶激活,引起胰腺组织自身消化导致急性胰腺炎。g. 胆瘘:胆囊坏疽穿孔前已被周围组织粘连包裹,然后在穿孔时可穿入包裹的脏器,形成内瘘,如胆囊十二指肠瘘、胆囊结肠瘘。个别胆囊先与前腹壁粘连然后再穿孔,形成胆囊腹壁外瘘。h. 胆石性肠梗阻:胆囊与胃肠道形成内瘘后,胆囊结石可经瘘口排入胃肠道,继而少数可阻塞肠道,出现胆石性肠梗阻。

患了肝内胆管结石有哪些特点

肝内胆管结石系指左、右肝管汇合区及以上各分枝胆管内的结石。肝内胆管结石可以单独存在,也可以与肝外胆管结石并存,也可以是胆囊结石与肝内、外胆管结石并存。肝内胆管结石在亚洲较为多见,尤其是在生活水平低、卫生习惯差的地区。肝内胆管结石几乎全部为胆红素钙结石,结石远端往往有狭窄或畸形,而近侧胆管因引流不畅而呈明显扩大。结石可以为双侧、多发性,也可只限于一侧肝内胆管,左侧往往较右侧多见,机械性梗阻和胆道感染往往是其原因,结石形成后又进一步造成梗阻和感染,形成恶性循环。

肝内胆管结石与胆总管结石的临床表现一样,多为急性胆管炎。因此,疼痛、畏寒、发热、黄疸的夏柯三联征以及在此基础上加休克、精神症状的雷诺五联征,对两者都适用。除此之外,肝内胆管结石还具有以下临床特点:a. 有的肝内胆管结石病人疼痛不明显,而发热寒战非常厉害,呈间歇性发作。b. 肝内胆管结石病人的放射痛多在下胸部和右肩胛角下方区。c. 肝内胆管结石仅局限一侧叶内时可无黄疸,因对侧肝脏足可担当胆红素的代谢。d. 肝内胆管结石全身情况比较严重,极易发生重症胆管炎,且急性发作后恢复较慢。e. 体格检查时肝部叩击痛明显,肝脏肿大(常为不对称肿大)。f. 肝内胆管结石影响全身状况等多明显。g. 9%病人有低蛋白血症,1/3 病人有明显贫血。h. 后期病人有肝硬化门静脉高压表现。

外科治疗的基本原则是:去除病灶,取尽结石,矫正狭窄,通畅引流,防止复发。

胆囊结石、胆囊炎经常反复发作会有哪些后果

胆囊结石、胆囊炎反复发作,可以使胆囊壁逐渐增厚,胆囊壁纤维化,胆囊内结石逐渐增多、增大,最后整个胆囊萎缩,腔内充满胆石,胆囊丧失功能。临床常表现为右上腹隐痛,有时还急性发作。由于胆囊长期慢性炎症,周围组织往往包裹胆囊,可形成胆囊胃肠道内瘘或胆囊胆管瘘。另外,胆囊结石和炎症的长期刺激,也容易导致胆囊黏膜上皮

过度增生,甚至发生癌变。

何谓米里齐(Mirizzi)综合征?
它有哪些临床表现

米里齐综合征又称肝管狭窄综合征,是指胆囊管或胆囊颈部结石嵌顿,压迫胆囊壁与肝总管及胆总管,造成肝总管狭窄或者形成胆囊肝总管内瘘。发病率占胆囊结石病人的0.7%~1.1%,在解剖上胆囊管与肝总管交汇异常者好发此病。当胆囊管与肝总管平行走行并在低位汇合时,胆囊管与肝总管紧靠在一起或中间仅隔少量结缔组织,在这种两个相邻管壁缺如或只间隔一层薄膜的情况下,结石一旦嵌顿在胆囊管内,很容易压迫肝总管而发生狭窄。压迫时间过长,血供障碍,形成内瘘。临床表现主要有:a. 有多年胆囊结石病史;b. 反复发作右上腹痛、高热、黄疸等胆管炎表现;c. 发作时右上腹有压痛,肌紧张,肝区叩击痛。经皮肝穿刺胆管造影术(PTC)和内镜逆行胰胆管造影(ERCP)对诊断极有价值。ERCP 显示肝总管处有边缘完整的半月形充盈缺损,有时肝总管移位。如果胆管完全阻塞,梗阻以上胆管不显影。PTC 可见肝总管分叉到胆囊管汇入处边缘光滑的弧形缺损及梗阻部位以上的肝总管和肝内胆管扩张。

胆囊结石需与哪些疾病相鉴别

胆囊结石是一种常见病,在其非急性发作时可以没有症状或只有一些非特异的上消化道症状。对于那些有胆囊结石的病人不要将上腹部不适都归结于胆囊结石，以免延误其他疾病的治疗。胆囊结石主要需与下列疾病作鉴别：

① 胃十二指肠溃疡：该病同样有上腹部间隙性疼痛不适，易误诊。溃疡病主要表现为反酸、嗳气、上腹饱胀、周期性节律性疼痛，进食或服止酸剂可缓解。胃镜及钡餐检查有溃疡病的特征性表现。

② 结肠肝曲肿瘤：不适部位同样在右上腹，进食后由于胃结肠反射引起结肠收缩而疼痛发作，与胆囊结石进食后发病相似，要加以鉴别。如果肿瘤引起结肠不完全梗阻，可以引起右上腹阵发性疼痛，属绞痛性质，像胆绞痛发作。但结肠肿瘤有大便次数增多、大便习惯改变、黏脓血便、全身毒血症状等。

③ 胆总管结石：胆总管结石如果没有引起胆道完全梗阻，可以不引起黄疸和发热等胆管炎症状，只表现为右上腹隐痛，进食后明显。B超和MRI可帮助诊断。

④ 右肾结石：大的肾盂内结石可只表现为胀痛而非绞痛。B超、腹部平片和静脉肾盂造影可以鉴别。

⑤ 肝脏疾病：如肝脓疡、肝肿瘤同样可表现为右上腹不适及右上腹疼痛。

⑥ 右胸疾病：如右侧胸膜炎、右下肺炎。这些疾病刺激肋间神经时，由于右上腹有肋间神经支配，所以同样可表现为右上腹痛。

⑦ 胆囊癌：胆囊结石病史长，近来发作加重，症状持续者尤其要注意。

胆管结石和胆囊结石
有哪些不同症状

　　胆管结石是指生长在胆管里的结石,分为肝内胆管结石和肝外胆管结石。肝内胆管又分为左肝内胆管、右肝内胆管。肝外胆管结石根据结石位于胆囊管的水平分为胆囊管水平上的肝总管结石和胆囊管水平之下的胆总管结石。胆囊结石是指位于胆囊内的结石。

　　胆管结石和胆囊结石所在部位的解剖形态不同,引起的病理改变不同,症状也有所不同。胆管结石容易引起胆管梗阻和感染,它的症状主要为:a. 有典型的腹痛、畏寒发热、黄疸,即所谓夏柯三联征;b. 长期反复发生的上腹痛及胆管炎史;c. 病情变化多样,年老或合并糖尿病病人易在夏柯三联征的基础上发生休克、精神症状,即所谓雷诺五联征;d. 当伴有胆管狭窄梗阻时可有明显的肝功能损害,病程长者可引起胆汁性肝硬化和门静脉高压症;e. 结石反复刺激可诱发胆管癌和引起总胆管十二指肠内瘘。

　　胆囊结石症的主要症状为:a. 进食油腻食物后右上腹部不适、恶心呕吐或消化不良,易和胃病相混淆;b. 胆绞痛伴肩部放射痛;c. 除非胆囊结石落入胆总管,一般不会出现夏柯三联征;d. 年老体弱或合并糖尿病病人不及时治疗易出现全身感染及中毒症状,胆囊穿孔时可表现为腹膜炎体征;e. 部分胆囊结石可无症状,也有部分胆囊结石可导致胆囊癌。

胆管结石、胆管炎
需与哪些疾病相鉴别

胆管结石、胆管炎主要临床表现是腹痛、寒战、高热、黄疸。许多非结石性疾病如果压迫和阻塞胆道，也会引起上述症状，容易引起误诊，应予鉴别。

① 十二指肠壶腹周围癌：胆总管下端、壶腹附近的胰头、十二指肠降部内侧壶腹部及乳头部所发生的癌肿都可以阻塞胆总管，引起黄疸、上腹不适、消瘦和胆囊肿大等症状，像胆管结石引起的黄疸。但胆总管下端和胰头癌的黄疸一般呈无痛性、进行性加深，十二指肠乳头癌和壶腹癌往往还出现胃肠道少量出血症状，而胆石引起的黄疸常伴有发作性绞痛。ERCP、PTC、CT 和胃肠钡餐等联合检查有助于做出正确诊断。

② 传染性黄疸型肝炎：有传染病接触史，可有肝区隐痛、胀痛不适、黄疸、低热、明显的恶心、呕吐、嗳气、食欲减退等消化道症状。但 B 超检查没有结石影，胆管不扩张，肝功能检查丙氨酸氨基转移酶（ALT）、天冬氨酸氨基转移酶（AST）、血清胆红素（SB）明显升高。

③ 肝外胆管癌：表现为上腹不适，早期出现黄疸，并呈进行性加重，阻塞在胆囊管开口以下的可出现胆囊肿大。ERCP、PTC 显示肝外胆管梗阻、近侧胆管扩张、远侧胆管萎缩、梗阻处呈肿瘤样改变的图像。B 超、CT 可显示实质性肿块。

④ 原发性硬化性胆管炎：多见于 40 岁以上的中年妇女。病程缓慢，反复发作，表现为慢性或间隙性黄疸、瘙痒、复发性胆管炎，常有结肠炎病史。ERCP、PTC 示肝外胆管全部或节段性狭窄或闭塞，也可缩窄与扩张交替出现，肝内胆管也常受波及，呈串珠状改变。

⑤ 胆管良性狭窄：多半有胆道手术损伤或外伤史，原发性胆管结石反复发作者，有时因胆管壁形成溃疡，愈合后引起胆管良性狭窄。既往史对鉴别有较大的帮助。

老年人胆道结石有哪些特点

老年人胆道结石有两大特点。第一，症状不明显。老年人生理功能普遍衰退，对病理刺激反应迟钝，往往症状体征与病情不符。腹肌松弛，应答不敏感，发生腹膜炎甚至休克时腹部症状往往也不一定典型。第二，并发症多。老年人经常对某些疼痛不适而不以为然，容易延误，因此即使发生重症胆道感染，也极易被自己和家人忽视拖延，以至发现时相对较晚。这两大特点提醒对老年人的胆道结石要特别注意。

急性胆囊炎会
发展成坏疽、穿孔吗

急性胆囊炎的病理过程如同急性阑尾炎一样。由于结石嵌顿于胆囊颈部或胆囊管，胆汁排出受阻。高浓度的胆

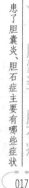

盐等一些化学物质刺激胆囊黏膜,加上继发细菌感染,使胆囊充血、水肿,囊壁增厚,炎性细胞浸润,此时为急性单纯性胆囊炎。如果梗阻不能解除,炎症进一步发展,胆囊积液积脓,胆囊壁广泛中性粒细胞浸润,会形成化脓性胆囊炎。如果炎症进一步发展,由于胆囊局部张力越来越高,胆囊壁缺血,出现局部或广泛出血坏死,形成坏疽性胆囊炎。在此基础上胆囊穿孔,胆汁溢入腹腔形成弥漫性腹膜炎。

什么是胆源性肝脓肿

胆源性肝脓肿为细菌性肝脓肿的最多见病因,主要是由胆管结石、肿瘤、狭窄、寄生虫等引起胆管梗阻并发胆管炎后,细菌沿胆管上行感染肝脏引起。此外,其他病因还有腹腔、肠道等感染后引起门静脉炎,脱落的细菌栓子进入肝脏形成脓肿;呼吸道感染,亚急性细菌性心内膜炎等并发菌血症,病原菌可由肝动脉入肝引起多发性脓肿;与肝脏相邻部位的感染,如胆囊炎、上消化道穿孔、肾周脓肿等细菌可由淋巴系统侵入肝脏;外伤可直接使细菌侵入肝脏发生脓肿。少见的是肝脓肿为阿米巴性肝脓肿,由阿米巴包囊通过肠道吸收入肝引起。

肝脓肿的症状与胆囊炎、胆石症有何异同

肝脓肿分为细菌性和阿米巴虫性肝脓肿两种。胆道疾

病往往引起胆源性细菌性肝脓肿,主要是由于胆管梗阻、胆汁滞留、胆道细菌逆行感染所致。因此肝脓肿往往是胆道感染的继发表现,其与原发疾病的症状和临床表现往往易混淆。肝脓肿发病时往往出现右上腹肝区持续性疼痛,可有右肩背部放射,同时出现寒战、高热、恶心、呕吐等。少数病人还可出现黄疸,这些都和急性胆囊炎、胆石症十分相似。但肝脓肿往往表现为右上腹胀痛、钝痛而非绞痛,全身毒血症状也较急性胆囊炎、胆石症严重。体温较高,一般在38℃以上,持续不退或呈弛张型,每天可有数次寒热并大量盗汗。肝脏常肿大,有肝区叩击痛,ALT、AST 多升高达 200 单位左右。B 超、CT 可现肝内占位性病变,如脓肿液化,则可见液性暗区。

胆道肿瘤的症状会与
胆囊炎、胆石症混淆吗

胆道肿瘤通常是指左右肝管、总肝管、胆总管和胆囊部位的肿瘤。胆道肿瘤可分为良性和恶性两类,良性肿瘤较少见,恶性肿瘤主要是癌瘤。胆道肿瘤的临床表现主要取决于肿瘤的性质、部位和大小。无论良、恶性肿瘤,早期如果体积较小,生长部位不引起胆道梗阻,可没有任何症状。以后随着肿瘤增大、阻塞胆道,或侵犯邻近脏器,则可出现右上腹疼痛、阻塞性黄疸、消瘦等症状。如果肿瘤引起继发胆道感染,可出现寒战、发热、黄疸、白细胞增加等胆管炎的临床表现。上述这些临床表现与急性胆囊炎、胆石症十分相似,极易混淆,且临床上很多胆道肿瘤的病人合并胆石症,胆石症与胆道肿瘤也常互为因果,增加了早期发现胆道肿瘤的困难。

胆管狭窄的临床症状应怎样 与胆囊炎、胆囊结石相鉴别

胆管狭窄有良性与恶性之分,其共同的临床症状是阻塞性黄疸。良性狭窄症状时轻时重,恶性狭窄的黄疸为进行性加深。胆囊炎、胆囊结石除非结石落入胆总管,一般不会出现胆管炎和阻塞性黄疸症状,也不会出现肝、脾肿大。PTC、ERCP、MRCP 等检查可帮助于鉴别。

诱发黄疸会有哪些原因

黄疸是由于血中胆红素浓度升高、造成全身所有组织发黄所致。一般以巩膜、皮肤最为明显。

胆红素是红细胞被破坏后的产物。正常情况下经血液运输和肝脏处理后,由肠道排出体外。胆红素的这一代谢过程发生异常时,血中胆红素增高,引起黄疸。上述过程中的不同环节发生异常,引起不同类型的黄疸。

① 溶血性黄疸:各种先天性或后天性的溶血性疾病,引起红细胞迅速破坏,胆红素形成过多,超过了肝脏处理的能力,胆红素在血内增多,出现黄疸。这时血中增多的主要是未结合胆红素,即化验单上所指的间接胆红素。

② 肝细胞性黄疸:是某些先天性胆红素代谢障碍性疾

病。由于肝细胞从血液中吸取、处理或排泄胆红素的功能缺陷，以致大量的胆红素不能及时处理而滞留在血液中，形成黄疸，如 Dobin-Johnson 黄疸、Rotor 黄疸。肝脏疾病引起肝细胞受损，同样会引起肝脏处理胆红素的能力不足，造成黄疸，如病毒性肝炎引起的黄疸，这种黄疸同样以间接胆红素升高为主。

③ 梗阻性黄疸：许多疾病，如先天性胆道闭锁、胆道结石、胆管癌、胰腺癌等会阻塞胆道，使经肝脏处理后的胆红素不能随胆汁排入肠道，从而淤滞在胆道内并返流入血，使血中的结合胆红素（即化验单上所指的直接胆红素）增高而产生黄疸。

胆管阻塞黄疸病人
为什么会出现食欲减退

胆管是消化道的组成部分，胆管病变时必将出现消化道症状，这是疾病临床表现的一般规律。其次，脂肪的消化吸收需要胆汁的乳化作用，在胆道梗阻时，只有少量胆汁进入肠道甚至完全不进入肠道，造成脂肪的吸收障碍。临床上，病人会出现消化不良、大便次数增多、脂肪泻等，导致食欲减退。

阻塞黄疸病人
为什么会出现皮肤瘙痒

这是由于胆管阻塞以后，正常由胆道排泄的胆汁酸不

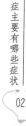

能进入肠道而返流入血,然后在皮肤下沉积并刺激末梢神经,导致皮肤瘙痒。给病人的日常生活带来极大的不便和痛苦。

怎样鉴别黄疸的病因

如何鉴别黄疸病人黄疸是由肝炎还是由胆道疾病引起的,需从病史上鉴别。前者一般有肝炎接触史,发病时主要以乏力、纳差伴黄疸为主,一般无寒战和腹痛;后者有反复发作史,症状主要为腹痛、寒战、高热伴黄疸。实验室检查,血清胆红素升高,前者直接胆红素一般不超过 50％,后者一般超过 50％;前者血清丙氨酸氨基转移酶(ALT)水平显著升高,后者无 ALT 或仅轻度升高;前者血清肝炎指标呈阳性,后者一般为阴性。辅助检查如 B 超、内镜逆行胰胆管造影(ERCP)、磁共振胆管造影成像(MRCP)可见前者胆道一般不扩张,后者肝内外胆管扩张。一般来说,鉴别内外科黄疸最简单的方法是 B 超检查,内科疾病引起的黄疸一般没有胆道扩张,而外科疾病引起的黄疸一般都有胆道扩张。

胆结石黄疸与
胆道肿瘤黄疸有哪些不同

胆结石和胆道肿瘤都会造成胆道梗阻。通过详细的病史询问和检查,可以发现两者有多方面的不同。

① 性别和年龄：一般女性易患胆结石，男性罹患肝癌、胰腺癌略多些；从年龄上讲，老年人罹患癌症的可能性较大。

② 起病：胆结石引起的黄疸起病很急，大多在剧烈的腹痛后突然出现黄疸，有时还会伴有寒战发热；肿瘤引起的黄疸起病较慢且隐匿，常不伴随腹痛等其他不适。

③ 病史：胆结石引起的黄疸一般病史较长，有反复发作史，一旦结石松动，梗阻解除，黄疸很快消退，黄疸呈波动性；肿瘤引起的黄疸是慢慢生长逐渐压迫或堵塞胆管，引起的黄疸出现缓慢，呈进行性加重，不会波动，病人肤色由浅黄至深黄，大便随梗阻程度越来越淡，直至灰白色。

④ 其他：肿瘤病人逐渐会出现上腹部不适、食欲减退、消瘦、乏力等症状，这些多是结石病人所没有的。

以上只是初步的分析，用专门的方法和设备可进一步检查，如 CA19-9、CA125 等恶性肿瘤标志物的检验、B 超、磁共振胆管造影成像等影像学检查等。

何谓阴黄？阳黄？有哪些临床意义

中医将黄疸分为阴黄、阳黄。以阳黄较多见。肤色黄色鲜明如橘色，病程早期多半属阳症，预后一般良好。阴黄者，黄色晦暗发黑，犹似古铜，多由久病而致，伴有纳差、便溏、神萎乏力，常见于晚期恶性肿瘤梗阻、肝硬化后期的病人，预后较差，属阴症。

什么是内科黄疸?
什么是外科黄疸

　　黄疸按病因可以分成3种,即溶血性黄疸、肝细胞性黄疸和阻塞性黄疸。前两种黄疸无须手术,主要进行内科治疗,一般称为内科黄疸;后一种多数是由结石、狭窄或肿瘤引起,需要手术治疗方能解除梗阻,根治疾病。如果梗阻后发生急性胆管炎,还需要施行急症手术,一般称为外科黄疸。

假性黄疸应怎样识别

　　有时,皮肤和巩膜的黄染并不是真有黄疸,在某些情况下可能出现假性黄疸。

　　① 服用大剂量的阿的平会引起皮肤黄染,但很少有巩膜黄染。根据服药史,加上血清胆红素正常,一般不难识别。

　　② 进食过量胡萝卜素引起的皮肤黄染:一般胡萝卜、南瓜、木瓜和柑橘等含胡萝卜素较多,大量进食后,特别是有甲状腺功能减退或肝功能不全的人,食入的胡萝卜素代谢发生障碍,滞留体内,可引起胡萝卜素血症,皮肤也会发黄。停食这类食物后会渐渐消退,再以血清胆红素检查,也可识别。

　　③ 老年人巩膜脂肪较多,也会发黄,但皮肤不黄,而且血清胆红素正常。

黄疸病人为什么容易出血

这主要和胆道梗阻以后造成的凝血功能障碍有关。胆管梗阻后,胆汁不能流入肠道,造成脂溶性维生素 K 的吸收障碍。而肝脏合成多种凝血因子的过程必须依赖维生素 K,因而这类病人存在出血的倾向,临床检验时可以发现病人的凝血酶原时间明显延长。另外,由于长期梗阻也必定造成肝功能的损害,使其合成蛋白的能力有所下降,此时即使外源性地补充维生素 K,也不能完全纠正凝血功能的缺陷。所以,必要时,术前术后可以直接外源性地补充凝血酶原复合物。

胆汁为何会被咳出

胆汁存在于腹腔内怎么会通过胸腹腔之分的横膈经胸腔内的肺咳出呢?原因是这类病人反复胆道感染形成了胆源性的肝脓肿。肝脓肿并发症都很严重,除了因感染严重产生败血症和脓毒血症外,主要是脓肿腔的溃破。由于感染和阻塞,脓腔内的压力不断增大,到一定程度时会向最薄弱处突破,可破向腹腔、破向膈下分别形成腹腔脓肿或膈下脓肿。如果膈下脓肿形成前,肺与横膈已因炎症而产生粘连,脓肿向膈下溃破并同时溃穿膈肌,脓液即可不经过胸腔直接经膈肌的溃破处进入肺组织或小支气管,形成肺脓肿及支气管-胆道瘘,胆汁就会被咳嗽咳出。

胆汁性腹膜炎是怎么一回事

　　胆囊或胆管因病变或外伤穿孔破裂时,不仅积存于胆道的胆汁流入腹腔,另外,由肝脏分泌的胆汁也可持续流入腹腔。胆汁是刺激性很强的化学液体,流入腹腔后引起化学性腹膜炎,然后继发细菌感染而引起细菌性腹膜炎。如流入腹腔的胆汁不能局限可导致急性弥漫性胆汁性腹膜炎,病人可出现腹痛、恶心、呕吐、高热,甚至血压下降等中毒性休克征象。如不及时适当地治疗,常可并发毒血症和败血症,病死率很高。如果流入腹腔的胆汁量少,且被局限,则可形成局限性胆汁性腹膜炎,病情相对较轻,治疗及时,病死率较低。但是如果治疗不及时、治疗不当也有相当的危险性。

胆道会出血吗

　　肝内或肝外的血管与胆道病理性沟通,血液经胆道流入十二指肠而发生的消化道出血或血流经已被切开的胆管经引流管流出体外称为胆道出血。胆道出血的原因很多,主要是由于肝实质或胆系的损伤、感染、肿瘤及凝血机制障碍引起的。欧美国家以损伤为主要病因,中国以感染因素居多。暴力损伤形成肝内血肿或血管胆管瘘、肝胆道或邻近器官手术损伤、经皮肝穿刺胆道造影或置管引流引起的损伤都可能造成胆道出血;胆道感染引起的多发性肝脓肿,或局限性脓肿,一旦溃破血管及胆管也会引起小胆管多发性出血。当溃疡腐蚀穿透邻近肝动脉、门静脉或肝静脉等大血管时可发生胆道大出血。肿瘤也可直接浸润到胆管和胆囊壁引起胆道出血。

胆道出血会有哪些症状

胆道出血的主要症状是胆绞痛、呕血、便血、畏寒发热,经手术后有胆道引流管的病人表现为引流管内出血。胆道出血时血液经胆总管下端壶腹括约肌排入肠道,其症状和其他消化道出血相比,有一定的特殊性。a. 胆绞痛:血液流入细小的胆道,使胆管急性膨胀,同时壶腹括约肌强烈痉挛,造成胆道内压力急剧上升,病人可出现剧烈的胆绞痛;b. 黄疸:大量血液如不能及时有效止住可流入胆囊使胆囊肿大,血凝块阻塞胆道出现黄疸;c. 周期性发作:壶腹括约肌痉挛和血液在胆道内的凝固,可使出血点受压而暂时止血,但在经过数天至 2 周左右,胆道内的血凝块液化溶解,排出胆道后胆道内压下降,被压的血管破口再次开放,引起再次胆道出血;d. 畏寒发热:在我国及一些东南亚国家,胆道感染是造成胆道出血的首位原因,胆道内血凝块堵塞后胆汁引流不畅,可使感染进一步加剧,所以在出血的同时伴有畏寒发热。

何谓胆砂败血症

通过病理检查,曾经发现胆石症、急性胆管炎病人的肝组织以及肺组织当中有大量的胆砂存在,其中含有许多细菌和白细胞。其病因主要是胆道内含有细菌的胆砂进入血循环而造成全身性感染,称作胆砂性败血症。一般来说,进入血液循环有3条途径:a.在胆道高压状态下,通过扩张的胆管破入肝血窦;b.局部胆管的脓肿破入邻近血管;c.胆砂经周围的小淋巴管进入血液循环。

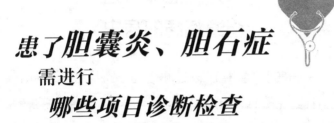

患了胆囊炎、胆石症
需进行
哪些项目诊断检查

姓名 Name ＿＿＿＿＿ 性别 Sex ＿＿ 年龄 Age ＿＿＿

住址 Address ＿＿＿＿＿＿＿＿＿＿＿＿＿＿

电话 Tel ＿＿＿＿＿＿＿＿＿＿＿＿＿＿＿＿

住院号 Hospitalization Number ＿＿＿＿＿＿

X 线号 X-ray Number ＿＿＿＿＿＿＿＿＿

CT 或 MRI 号 CT or MRI Number ＿＿＿＿

药物过敏史 History of Drug Allergy ＿＿＿＿

一、临床检查

病人应怎样叙述
胆道疾病的病史

　　一份典型的胆道疾病的病史,对诊断及治疗的帮助极大。详细完整而又重点突出地叙述病史,显得非常重要。具体地说,病史叙述应包括下面一些内容:

　　① 主诉:指本次发病的时间、诱因、主要不适和伴随症状,它可为了解疾病的部位和性质提供重要线索。

　　② 现病史:包括本次发病的一些症状特点,疼痛的部位、时间,有无肩背的放射、性质、节律,有无诱因;是否伴有呕吐和腹泻,性质形状怎样;是否有高热、寒战和黄疸,均应重点讲述。

　　③ 过去史:有无以往的类似发作,做过哪些检查,以往的手术史、心血管和消化道病史,这些对诊断很有帮助。

了解病史对诊断和
鉴别诊断有哪些帮助

　　了解过去的病史,可了解病人以前的健康情况。以前得过的疾病,可能与现存的疾病有密切的关系,对于诊断和鉴别诊断可提供重要帮助。

① 现在的疾病可能是过去疾病的延续:许多胆道疾病病人,过去曾经检查过,已明确了胆道疾病的诊断,本次如果是相似的发作,容易得出诊断。

② 现在的疾病是过去疾病的严重发作:如以前是胆总管结石,本次出现黄疸、寒战、高热,甚至休克,表示可能发生重症胆管炎。

③ 过去的疾病现在已有并发症:如原来是胆总管结石,现在中上腹和左上腹也有疼痛,并且血清淀粉酶有明显升高,说明这次可能并发胆源性胰腺炎。

④ 现在的疾病是由其他病变演变而来的:如原有肠蛔虫症,由于某种因素,发展为胆道蛔虫症。

⑤ 有时,胆道疾病和一些其他疾病较难区别,如胃、十二指肠疾病、胰腺疾病,甚至肝炎和肺部感染等,详细询问病史,追问过去史,有助于准确诊断和鉴别诊断,防止误诊和漏诊。

⑥ 对目前治疗有参考价值:如有心脏病心肌梗死史,手术麻醉时要尽量避免心肌缺氧;有胆道手术史者要考虑再次手术的难度。

胆囊炎、胆石症病人为什么要做全身检查

人体是有机整体,像一台精密运行的机器,需要各个零

件互相配合、正常工作。一旦某个零件出了故障,会妨碍整台机器的运转。胆囊像机器中的一个部件,出了毛病,当然会影响全身,甚至危及生命。而且某些其他疾病也会影响胆囊并诱发胆囊炎、胆石症。做全身检查,是为了更好地了解全身的健康状况,了解哪些器官有病,病变程度如何,这些器官的功能如何,会对胆囊炎、胆石症的治疗带来何种影响等等。

医生给胆囊炎、胆石症病员做全身检查的好处是:

① 有助于发现其他疾病:胆囊炎、胆石症是常见病,与高血脂、肥胖、糖尿病、肝硬化、结肠癌等有关联,常合并发生或相互影响,因此通过全身体格检查才能发现。有时胆囊炎、胆石症是其他疾病引起的继发表现,如胰头癌、十二指肠壶腹部肿瘤等,阻塞胆总管下端,使胆囊积液、肿大,胆汁淤滞,久而久之形成结石和炎症。如果此时只满足于胆囊炎、胆石症的诊断,会遗漏原发病灶。有些疾病的临床表现与胆囊炎、胆石症很相似,如肝脓肿、胃十二指肠溃疡、右肾绞痛、右下肺炎等,尤其对于慢性胆囊炎、胆石症的病人,此次发病可能不是由于胆囊炎、胆石症引起的,而是其他疾病引起的。如果不做全身体格检查,容易误诊。

② 有助于选择合理的治疗方法:胆囊炎、胆石症无论是药物治疗还是手术治疗,都要了解病人的全身一般状况和心、肝、肺、肾等重要脏器的功能。对于那些全身情况差、重要脏器功能不佳的病人,应尽量采用非手术治疗,同时积极治疗合并疾病,改善全身情况,为手术治疗创造条件。例如,病人有牙龈出血、皮下淤斑等凝血机制障碍,应先查明

原因并积极治疗。对于用药物治疗的胆囊炎、胆石症病人，如果病人肝、肾功能不佳，要少用或不用对肝、肾有损害的药物。

③ 有助于围手术期的准备：胆囊炎、胆石症的病人常需手术治疗，术前应对病人的全身状况和重要脏器功能做出评价，正确估计病人手术耐受力。这样，才能使病人安全地进行手术。通过全身体格检查发现的疾病应在术前积极治疗，如有高血压的，术前应用降压药使血压控制在正常范围；有糖尿病的，应术前用胰岛素控制血糖；有贫血、低蛋白血症的术前应输血，输白蛋白予以纠正等。通过术前准备，病人能处于最佳状态进行手术，大大提高了手术的安全性。对于短期内无法用药物控制的疾病应暂缓手术，如急性心肌梗死等。有些疾病应等原发病治疗好以后再手术，如肝硬化、门静脉高压，应先改善肝功能，然后做断流和（或）分流术，再切除胆囊。

④ 有助于对预后的估计：病人全身情况良好，胆囊炎、胆石症手术后恢复往往较好，预后良好。即使采用非手术治疗，往往也能控制急性症状。病人有糖尿病、全身营养不良、免疫力低下等，采用非手术治疗往往不能缓解症状，甚至会引发胆囊穿孔。因此，应积极手术治疗，但手术后并发症如切口愈合不良、伤口感染、腹腔感染等的发生率也较高，术后应加强观察和治疗。对于全身情况极差的病人，如肝硬化晚期严重腹水，有时胆囊炎、胆石症发作会危及病人生命之虞。

胆囊炎、胆囊结石病人需做哪些检查

怀疑胆囊炎、胆囊结石时,首先应详细询问病史并做仔细的体格检查,了解有无黄疸,右上腹有无压痛、肌卫、反跳痛,有无肿大的胆囊。B超是诊断胆囊炎、胆囊结石的首选检查方法,98%的病人通过B超检查可获得明确诊断。如果上述方法仍不能确诊,还可进行CT、磁共振检查。必要的血、尿常规、肝功能检查,对于判断炎症程度,有无其他并发症也是必要的。

病人应怎样配合医生进行体格检查

体格检查是项简单的检查,又是项十分重要的检查。它不需要复杂的仪器和设备,仅凭医生的望诊、触诊、叩诊和听诊就能对人体的整个健康状况和疾病的大致情况做出诊断和鉴别诊断。但是要做好体格检查,不仅需要医生娴熟的技能和丰富的经验,更需要病人很好地配合。

① 思想上重视,精神上放松:病人应充分认识体格检查的重要性,不要认为现在有先进的仪器,不需要原始的检查方法而对检查抱轻视和不合作的态度。但也不要过度紧张,有时由于疾病引起的体征,在检查时会有不适,甚至产生疼痛的感觉。此时千万不要恐惧,也不要拒绝检查,应正确回答疼

痛的部位、性质、程度,不要因为害怕检查而随意说痛或不痛。

②　检查前的准备:检查前最好空腹,因为大量饮水或饱食后,胃部扩张不易与腹胀区别,而且按压会有不适,很难区分是否有病。如果需要做 B 超等辅助检查,进食后也难以马上进行。检查前不要用止痛剂或解痉剂,否则会使原有的腹痛暂时减轻或消失,腹部的压痛、反跳痛、肌紧张等体征变得不明显。这样掩盖了症状和体征,不利于医生诊断。检查前应穿宽松的衣服,松解衣裤,充分暴露被检部位。

③　与医生良好地配合:与医生配合好是检查成败的关键。要保持轻松平静的心态、放松腹部、平静呼吸,根据医生的要求,做各种动作和摆出各种体位。检查时千万不要发笑、屏气,除回答医生提问外也不要随便说话,否则会使腹肌紧张,难以发现病变。

观察呕吐物对胆道疾病诊断有哪些帮助

胆道疾病引起的呕吐,应仔细观察呕吐物的性质和量。胆道病引起的呕吐,呕吐物里常伴有黄色或草绿色的胆汁。如果有胆道梗阻,胆汁不能进入肠道,呕吐物中不含胆汁;胆道出血的病人可呕吐鲜血或暗红色的血液;胆结石引起肠梗阻的病人,可有频繁呕吐,量较多,有时呕吐物中甚至会有粪质样物;胆结石、胆道蛔虫症引起的呕吐多为胃肠道反应所致,呕吐量少,为一般胃内容物,有时呕出蛔虫。因此,观察呕吐物对胆道疾病的诊断是很有帮助的。

二、实验诊断

病人应怎样配合做检验检查

患胆道疾病时，机体的某些生化指标发生改变，这些改变对于明确病变性质、了解病变严重程度以及判断机体整体功能都是非常有用的，而检验检查常能发现这些变化。患了胆道疾病以后，做检验检查是十分必要的。为了使检验结果能正确反映体内的病变，必须认真对待检验检查，与医生密切配合，否则检验结果会不正确，甚至得出错误的结论，不但失去检验的应有价值，而且会误导医生的诊断。

配合检验检查应注意以下几点：

① 详细了解所验项目的内容和正确采集检验标本：检验检查的项目很多，有的是抽血检查，有的是检验大、小便，有的是检验胃液、十二指肠液、脑脊液等。病员必须了解自己所做的检验应该收集哪种标本，并应知道做哪几项检查，收集标本有何要求，检查前应做哪些准备等。一般来说留取尿样应以清晨第一次尿液为好，盛尿的容器要清洁，留取尿量约为 20 毫升，保持尿液新鲜，半个小时内送达检验室，妇女遇月经期应先清洁会阴再留标本。留粪便标本，容器要清洁且不透水，一般留取 5 克左右大便，如有异常大便，

应采集有脓血或黏液较多的粪便,留取含阿米巴的粪便,不但要保持新鲜并且要及时送检,同时还要注意保暖。

②认真做好检验前的准备:有些检验在检查前要做些准备,才能正确反映检查结果。一般检验前一晚上要休息好,使机体处于最佳生理状态。查肝功能、血糖、血脂,抽血前一晚上21:00点以后不再进食,保持早晨抽血时为空腹状态;留小便标本前不要喝糖茶或吃高蛋白饮食并避免剧烈运动;做大便隐血试验,检查前3天应禁食动物性食物,否则会影响检验结果;有些药物会影响检验结果,检查前应停用。如果不能停用应告诉医生或暂缓检查。

③及时全面正确对待检验结果,定期复查随访:检验结果出来后应及时将检验结果告诉医生,并逐项分析结果,不要只问正常与否。有的病人仅有几项检验指标异常,应结合病情分析,有的不正常是偶然情况或实验误差所致,应予复查。即使检验结果不正常,也不应悲观失望,应与医生配合积极治疗。即使这次检验结果完全正常,有时也不能完全排除疾病,因有的胆道疾病在早期可以毫无症状和生化检查异常。应密切随访,定期复查,以便及时发现病情的变化。

胆囊炎、胆石症病人
为何要检查血常规

血常规检查包括红细胞计数、血红蛋白、白细胞计数、白细胞分类、血小板计数、出血和凝血时间测定等,这些检查项目均有正常值范围,超出这些范围即为异常。由于人体是一个有机的整体,不仅胆囊炎、胆石症本身可以引起血常规的变化,其他疾病也会引起血常规的变化。血常规作为反映人体正常生理功能的最常用指标,在罹患胆囊炎、胆石症时做此项检查不仅重要,而且十分必要。

① 首先,胆囊炎、胆石症在急性发作的时候可引起白细胞计数升高。正常情况下,白细胞升高的程度往往可反映炎症的轻重程度,胆囊炎发展到坏疽穿孔并引起腹膜炎、败血症时,白细胞可达 $20 \times 10^9 \sim 30 \times 10^9/$升,中性粒细胞可占95%以上。老年病人或体质虚弱的病人、原有白细胞减少的病人、脾功能亢进的病人,即使出现明显的感染症状,甚至发展到感染性休克,白细胞计数也可不升高,甚至降低,这与人体反应性很差和病情十分危重有关。总之,要将白细胞计数与病人的症状、体征结合分析,才能有助于正确判断病情的轻重程度。

② 胆囊炎、胆石症往往需要手术治疗,在手术前了解血常规,不仅对人体的总体情况有个正确评价,而且对于围手术期的准备、降低手术并发症的发生率、使机体处于最佳手术状态都是有利的。术前通常要了解红细胞计数和血红蛋白含量,正常成年男性红细胞数在 $4.0 \times 10^{12}/$升($4.0 \times 10^6/$立方毫米)以上,女性在 $3.5 \times 10^{12}/$升($3.5 \times 10^6/$立方毫米)以上;血红蛋白成人男性为 12.7~15.3 克/升,女性为 11.3~13.6 克/升。低于这个范围为各种原因引起的贫血。术前贫血给手术带来很大的风险。由于手术的应激机体耗氧量增加,需要更多的氧气,同时手术中往往会因

失血使贫血加剧。如贫血,携带氧的红细胞大大减少,不能满足机体对氧的需求,使术中心、肝、肾、肺等重要脏器得不到充足的氧供,往往引起脏器功能的损害,危及手术的安全性。因此,术前必须了解贫血原因,积极纠正贫血。有些由于贫血的原因,往往使胆道手术变得十分危险。必须先予纠正,如门静脉高压脾功能亢进引起的贫血,必须先处理门静脉高压、脾亢,否则即使行单纯胆囊切除,也会因肝十二指肠韧带内丰富的门腔侧支循环,引起术中大出血,给胆囊手术造成极大困难和风险。出、凝血时间和血小板计数可反映机体是否有正常的凝血功能,正常人血小板计数为 $120 \times 10^9 \sim 200 \times 10^9 /升$,或 $12 \times 10^4 \sim 20 \times 10^4 /立方毫米$,出血时间为 1~3 分钟、凝血时间为 2~8 分钟,超出此范围即为异常。引起凝血功能异常的疾病很多,如肝硬化、脾功能亢进、原发性血小板减少症等。术前必须仔细查明原因,予以纠正,否则术中会出血不止,危及生命。

③ 血常规有助于对机体有无其他疾病做一初步筛选。有时轻度胆囊炎、胆石症本身并不引起血常规的变化,而血常规检查却表现异常,这提示机体可能有其他疾病,不能只考虑胆囊炎、胆结石,忽视其他疾病的诊断和治疗。

胆囊炎、胆石症病人为什么要检验大便

正常人的大便应成形,略硬或软,因含粪胆素而呈黄色,显微镜检查应无红、白细胞,无寄生虫卵。检验大便可

以为胆囊炎、胆石症的诊断和鉴别诊断带来帮助,有时可以为查出胆囊炎、胆石症以外的疾病提供线索。a. 胆囊炎、胆石症由于消化功能不良或并发慢性胰腺炎,往往会出现大便稀薄,甚至脂肪痢。某些利胆药物也会引起大便次数增加、大便不成形等改变。b. 某些胆囊炎、胆石症往往合并胆道蛔虫症,尤其在农村地区,胆道蛔虫可能是胆石症的原因之一。检查大便中有无虫卵,有助于胆道蛔虫症的诊断。c. 胆石症引起胆总管下端梗阻,造成阻塞性黄疸时,可引起全身瘙痒,大便中由于缺乏粪胆素使大便呈陶土色或灰白色。d. 胆囊炎、胆石症如果合并胆道癌,尤其是十二指肠乳头癌或者胆石症引起胆道出血时,大便常呈柏油样或者大便隐血试验阳性。e. 患胆囊炎、胆石症的病人中,有一部分往往合并结肠肿瘤。如果病人有长期的大便习惯改变,腹泻、大便带血、黏液脓血便、腹泻与便秘交替、大便变细等,应注意是否合并结肠癌瘤。不论是从胆囊炎、胆石症疾病的本身还是从人体的整体来看,检查大便常规不仅是必要的,而且是十分重要的。

胆囊炎、胆石症病人
为什么要检验小便

　　人体是一个不可分割的整体,作为反映人体基本生理功能的小便常规检查对于许多疾病的诊断和治疗是有重要作用的,对于胆囊炎、胆石症病人也不例外。

　　① 有助于胆道疾病的诊断和鉴别诊断:胆道在解剖位

置上与右肾相邻,两者有病都可表现为右上腹和右腰背部疼痛或不适,胆绞痛和肾绞痛有时不易区别,但胆绞痛尿中无红细胞,而肾绞痛尿中往往有红细胞,因此小便常规检查有助于两者的鉴别;胆总管结石经常会造成阻塞性黄疸,此时检验小便会发现尿胆红素升高,尿胆原减少,有助于黄疸原因的判别和胆石症并发症的发现;胆石症并发急性胰腺炎时,尿淀粉酶也会升高。

② 有助于术前对肾脏功能的评价和围手术期准备:手术前对重要脏器功能的评价和全身情况的了解有助于减少手术的盲目性,使机体处于最佳状态去接受手术,大大降低术后并发症和手术病死率。术前检查尿液,可以判断有无尿路感染、有无糖尿病、有无血尿和蛋白尿等,对肾功能有无损害也有初步的筛选作用。如果发现其他并发症,先予处理后再行手术。这样,大大增加了手术的安全性。

③ 有助于病情的观察:胆石症引起阻塞性黄疸的病人,尿色深如浓茶,尿中胆红素升高,梗阻解除、黄疸消退后,尿色可变淡直至正常。因此,观察尿液颜色和成分,可以判断疾病的进展情况。

胆囊炎、胆石症病人为何要进行肝功能检查

胆囊与肝脏在解剖位置上彼此相邻,肝脏分泌的胆汁储藏在胆囊内,而胆囊的疾病也往往会影响肝脏的正常功能。因此,在罹患胆囊炎、胆石症时,了解肝功能对胆囊炎、

胆石症的诊断、鉴别诊断和治疗有帮助。

① 有助于判断胆囊炎、胆石症的严重程度：胆囊炎、胆石症一般不会引起黄疸，也不会影响肝脏功能，但是在下列两种情况下可出现黄疸并引起肝功能损害。一是出现急性化脓性胆囊炎，胆囊坏疽，胆囊炎症十分严重的时候，可引起轻度黄疸和血清转氨酶的升高；二是胆囊内结石落入胆总管或胆囊水肿严重，张力高，胆囊颈部压迫胆总管，引起梗阻性黄疸，可造成血清胆红素、转氨酶、碱性磷酸酶等升高。

② 有助于了解肝功能情况：胆囊炎、胆石症的病人有时可合并有肝脏疾病，如慢性活动性肝炎、肝硬化、门脉高压。这些病人的肝功能往往有不同程度的损害。此时正确估计病人的肝脏情况，有助于采取合理的治疗措施，保护肝脏功能，避免肝功能的进一步损害。如在药物治疗胆囊炎、胆石症时，对肝脏功能有影响的药物应尽量不用或减少剂量。

③ 有利于术前准备，提高手术安全性：胆囊炎、胆石症病人在手术前，了解肝功能、及时纠正因肝功能不良引起的凝血功能障碍、低蛋白血症等能使手术安全性大大提高，也有利病人术后的恢复。

④ 有助于采取合理安全的治疗措施：胆囊炎、胆石症有手术治疗和非手术治疗两种方法，具体采用哪种方法，应根据症状、体征及全身情况和重要脏器功能决定。肝功能损伤严重时，应尽量采用非手术治疗，并且不用对肝功能有损伤的溶石药物治疗。如果病人同时伴有肝硬化、门脉高

压,应先做断流或分流手术,再做胆囊切除术。这样可大大减少术中大出血的可能,提高手术的安全性。

丙氨酸氨基转移酶和天冬氨酸氨基转移酶检查对诊断胆囊炎、胆石症有哪些意义

转氨酶是能将氨基酸的氨基转移到酮酸的酮基位置上的一种酶,种类很多,但常用于肝功能检查的有两种,即谷丙转氨酶(ALT,旧称 SGPT)和天冬氨酸氨基转移酶(AST,旧称 SGOT)。主要存在于肝、心、肾和骨骼肌中,而以肝细胞内较高。当肝细胞受到损害时,ALT 和 AST 释放入血液增多,ALT 正常值为 5~25 金氏单位;AST 正常值为 8~28 金氏单位。检验这两种酶对于胆囊炎、胆石症的诊断与鉴别诊断,及判断疾病严重程度、有无夹杂症有重要意义。

① 判断胆囊炎、胆石症的严重程度:胆囊炎、胆石症一般不会引起 ALT 和 AST 升高,如果出现 ALT 和 AST 升高,除非合并其他疾病,一般意味着胆囊炎、胆石症严重,已引起全身毒血症状,使肝细胞受到损伤或是胆囊结石落入胆总管,引起阻塞性黄疸。这种情况下,ALT 和 AST 一般轻度升高,在 100~200 单位,并可伴有轻度黄疸。

② 有助于其他疾病的诊断:胆囊炎、胆石症病人有时会合并其他疾病,如患急性病毒性肝炎时,ALT 和 AST 可

明显升高,甚至大于 1 000 单位;肝癌病人 ALT 也可轻度升高,但一般不超过 300 单位。因此,如病人 ALT 和 AST 异常,又不能用胆囊炎、胆石症来解释时,应高度警惕病人是否合并其他疾病。

③ 有助于了解病人的肝功能:ALT、AST 是肝脏受损最灵敏标志之一,轻微的肝细胞受损或炎症,可使血清酶活性增加 1 倍,在一定程度上反映了肝细胞受损的程度或数量。由于 ALT 在肝内的活性最高,故测 ALT 较 AST 对肝脏更有特异性,病人肝功能的好坏,对于选择何种方法治疗胆囊炎、胆囊结石及采用何种药物治疗有指导作用。病人处于肝功能不佳状况时,一般不采取手术治疗,也不用对肝脏有损害作用的药物。

碱性磷酸酶(AKP)检查对胆囊炎、胆石症病人有何意义

正常人以及单纯胆囊炎、胆石症病人的血清碱性磷酸酶一般维持正常水平。当有胆道梗阻时,血清 AKP 水平明显上升。这是因为肝脏分泌的碱性磷酸酶进入胆汁,使胆汁中含有较高浓度的碱性磷酸酶,在胆道通畅的情况下它们均通过壶腹括约肌进入肠道,不会导致异常的血清学表现。而在胆道梗阻的情况下,高浓度的 AKP 不能进入肠道,在胆道高压作用下返流入血,造成血清内浓度明显上升,这种变化往往发生在病人出现明显的黄疸症状之前,即使胆道部分梗阻也会有显著的上升。而在肝细胞性黄疸

时,血清 AKP 仅轻度升高或无改变。

另外,血清 AKP 升高还可见于肝脏的转移性肿瘤、一些肝脏的占位性病变(脓肿、淀粉样变、肉芽肿等)以及骨增生性疾病等。

谷氨酰转肽酶(γ-GT)检查对 胆囊炎、胆石症病人有何意义

和碱性磷酸酶不同的是,γ-GT 在肝细胞性疾病和胆道梗阻时均有明显的升高,无法鉴别阻塞性黄疸和肝细胞性黄疸。但是,如果同时存在血清 AKP 升高,异常的 γ-GT 可以进一步确认病变来自肝胆系统,非肝外脏器。

血清胆汁酸值的改变 有什么临床意义

肝脏分泌胆汁酸后经胆道排泄入肠道,然后又经肠道的重吸收经门静脉系统返回肝脏被肝细胞摄取。因此,血清胆汁酸的浓度,实际上反映了胆汁被肝脏摄取以后其余胆汁进入血循环的量。在正常情况下,这个量较小。但是在肝细胞受到损伤时,摄取功能受到影响,进入血循环的胆汁酸增多,导致血清胆汁酸水平上升。因此,临床上、测定血清胆汁酸可用于诊断病毒性肝炎、乙醇性肝炎时的肝脏损害、评价慢性肝病的治疗效果。在胆道梗阻的情况下,胆道高压时胆汁酸直接进入血循环,造成血清胆汁酸水平升

高。此时它不能反映肝细胞的功能了。

血糖检查有哪些临床意义

空腹血糖反映了人体对葡萄糖的代谢功能状态。胰岛素由胰腺的胰岛细胞分泌,是调控机体血糖水平的重要内分泌因子。当机体的胰岛素分泌水平下降,或外周的胰岛素受体对胰岛素的敏感度下降,可能导致机体糖代谢紊乱,临床上表现为高血糖。另外,在应激等情况下胰高血糖素升高也会导致血糖升高。前者主要见于糖尿病病人,也称原发性糖尿病。但发生急性胰腺炎时,胰腺的大量坏死使胰岛细胞的数量明显减少,导致胰腺的内分泌功能障碍,胰岛素的分泌减少,临床上即出现血糖升高的现象称为继发性糖尿病。因此,在没有糖尿病病史的急性胰腺炎病人(包括胆道结石引起的胆源性胰腺炎)中,检验血糖可以判断胰腺坏死的程度,并可使病人及时得到相应的降糖治疗。另外,反复发作的胆源性胰腺炎可能导致慢性胰腺炎的发生,此时由于胰腺炎反复发作,可导致胰岛细胞坏死、纤维化等改变,不能正常地分泌胰岛素,即出现糖尿病的临床表现。因此,检验血糖也可以了解慢性胰腺炎对胰腺造成破坏的程度。

怎样正确看检验报告单

病人到医院看病,常要做检验检查,并急于想知道检验报告的结果,了解是否有病和生什么病?这种心理状态是可以理解的。为早点拿到检验报告,检验时可问清楚何时可取报告,拿到检验报告时要核对明确此化验单是否自己的,然后再看结果,并正确对待检验结果。

① 临床检验的意义:临床检验是医生诊断、治疗疾病的重要依据之一,有时还可作为诊断的主要依据,是医生看病的重要参考资料。病人要认识检验结果的重要性,但也不要因检验结果有异常而惊慌失措。

② 了解临床检验正常值的意义:a. 了解正常值,方可知道不正常。所谓正常值,是指该项目绝大多数正常人(95%)的数据。该数据可靠,但也并非绝对准确,因为可能有一定差异的。b. 即使同一个正常人,由于饮食起居等内外环境的变化,正常值也会发生变化。c. 正常值常不是一个数字,而是一个范围,如正常白细胞计数为 40×10^9 ~ 100×10^9/升。

③ 正确理解检验结果:a. 正常值是代表95%的人,对还有5%的正常人不适用,检验结果正常仍可能有病,不正常又不一定有病。b. 生理因素可影响检验结果,如妊娠中期白细胞会升高,到分娩时可能更高,但孕妇并没有生病。

④ 检验结果要与病人情况结合:医生看病要先了解病症,再做检验检查,检验有结果后,再结合病情分析,需要时还要反复验证,方可作出判断。

检验结果不正常一定要搞清楚是什么原因。检验结果不正常的因素是很多的,可能有病,也可能并非生病。a. 要

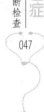

追根究底搞清楚,不要害怕患病而不做进一步检查。b. 回忆检验前的准备是否正确,应排除各种可能得出不正常结果的因素。c. 明确了结果异常,还可以通过进一步的其他检查予以证实。

血清蛋白电泳检查有何临床意义

电泳分析能将电场中血清蛋白的活动分离出 5 个界限清晰的带:白蛋白、$\alpha 1$ 球蛋白、$\alpha 2$ 球蛋白、β 球蛋白和 γ 球蛋白。目前常用的电泳方法有纸上电泳法和醋酸纤维素薄膜电泳法两种,后者优于前者。血清蛋白电泳的正常值:纸上电泳法白蛋白值为 54.1%~64.1%(平均 59.8%),球蛋白值 $\alpha 1$ 正常值为 4.3%~6.9%(平均 5.4%)、$\alpha 2$ 正常值为 5.7%~9.4%(平均 7.8%)、β 球蛋白正常值为 8.8%~14.3%(平均为 9.9%)、γ 球蛋白正常值为 13%~20.6%(平均 16.3%)。醋酸纤维素薄膜电泳法白蛋白正常值为 56.3%~77.3%,球蛋白 $\alpha 1$ 正常值为 1.1%~3.1%,$\alpha 2$ 正常值为 4.05%~6.75%,β 正常值为 6.21%~10.36%,γ 正常值为 5.05%~23.95%。血清蛋白电泳的意义如下:

① $\alpha 1$ 球蛋白含糖蛋白由肝脏制备,肝癌病人常可升高;肝炎时也可升高,与白蛋白呈负相关;肝细胞严重损害时减少,与白蛋白呈正相关。因此,$\alpha 1$ 球蛋白对肝脏疾病的预后有参考价值。

② α2 球蛋白与 α1 球蛋白一样，可反映肝炎病变的严重程度。在肝外梗阻性黄疸、肝脓肿、肝癌时，α2 球蛋白常可升高。失代偿性肝硬化时，多数是降低的。

③ β 球蛋白升高可反应血清脂质增高，常见于胆汁淤积性病变。当肝细胞严重损害时，由于肝脏合成减少，β 球蛋白降低。

④ γ 球蛋白升高，几乎可见于所有肝胆疾病。a. 肝硬化病人 γ 球蛋白可普遍升高，尤其在晚期或进行性失代偿性肝硬化，γ 球蛋白可显著升高，甚至可达正常的 3 倍。b. 病毒性肝炎时，γ 球蛋白可有中度升高，如复查趋向于正常时，常提示病情好转；如持续升高时，提示已转为慢性肝炎和肝硬化。c. 原发性肝癌、慢性血吸虫病等各种慢性肝病，测定 γ 球蛋白较其他肝功能试验的灵敏度高。

测定肝炎抗原抗体对胆道
疾病病人有何临床意义

胆道疾病病人测定肝炎抗原抗体主要有两个方面的原因。首先是鉴别诊断的需要。在某些场合下可用于鉴别黄疸的原因到底是肝炎还是胆道阻塞，特别是在黄疸病人胆管扩张不明显，又找不到梗阻的明显因素时，检验肝炎的抗原抗体有时会有意外的收获。另外，胆道手术以后出现黄疸，可能是由于胆道损伤，也有可能是输血导致的传染性肝炎，除了影像学检查外，测定肝炎抗原抗体也有助于鉴别诊

胆囊炎、胆石症

断。其次,许多胆道病人需要进行内镜逆行胰胆管造影(ERCP)检查,测定肝炎抗原抗体可以有效地防止交叉感染。

何谓大三阳、小三阳

乙型肝炎表面抗原(HBsAg)、乙型肝炎 e 抗原(HBeAg)和乙型肝炎核心抗体(c 抗体,HBcAb)阳性称为"大三阳",表明乙肝病毒在体内复制,这种活动性病变的病人有传染性;乙型肝炎表面抗体 HBsAb(或抗原 HBsAg)、乙型肝炎 e 抗体 HBeAb 和核心抗体(HBcAb)阳性称为"小三阳",表明病人曾经感染过乙型肝炎病毒,或乙型肝炎已经痊愈,这种病人没有传染性。

为什么要检验血清淀粉酶

由于胆道和胰腺在解剖上的关系密切,发生病变时两者之间也会相互影响。特别是胆道远端梗阻时,可能会引起胆汁返流入胰管,激活胰酶而导致急性胰腺炎的发生。这就是所谓的胆源性胰腺炎的发病机制。因此,在胆道疾病、特别是急性病变的诊断中需要检测血清淀粉酶的浓度,以防漏诊,造成治疗措施的选择不当。当然,其他的急腹症(如肠梗阻、消化道穿孔、急性腹膜炎等)也会引起淀粉酶水平的升高,应予以鉴别。

血清蛋白水平低于
正常有哪些原因

血清中的白蛋白是由肝细胞合成的,其正常值在35～55克/升,白蛋白水平低下主要见于肝功能严重受损、营养不良、肾病综合征、慢性消耗性疾病以及大面积烧伤等疾病。肝功能严重受损主要是由于蛋白合成减少,而营养不良、肾病综合征、慢性消耗性疾病主要是由于大量地消耗远远超出了肝脏的合成能力所致。在胆道疾病中,除了肝功能因素外,胆道肿瘤所引起的慢性消耗、长期胆道炎症导致的营养不良,也是引起低蛋白血症的主要因素。

测定凝血酶原
时间有什么意义

凝血酶原是一种水溶性蛋白质,为血液凝固时必需的因子。它是由肝脏利用脂溶性的维生素K而制造的。发生梗阻性黄疸时,由于维生素K的吸收障碍,造成凝血酶原减少,临床检测凝血酶原时间显著延长。此时若给予外源性维生素K,可以得到改善。另一种情况是,胆道长期梗阻未得到纠正、肝功能严重受损,制造凝血酶原的能力减弱甚至丧失,即使及时给予维生素K也不能纠正。严重的阻塞性黄疸病人常常伴有明显的凝血功能障碍,给手术造成困难。此时,外源性直接补充人血凝血酶原复合物会有所帮助。

检测癌胚抗原有什么意义

癌胚抗原(CEA)是一种糖蛋白,开始时是在人的结肠癌和胰腺癌的组织中提取出来,后在正常人的唾液、胃液、胆汁等均可查到,正常人的肝、肺、结肠等脏器中也有 CEA 存在,但是含量很低。然而在相当一部分病人的结肠、胰腺、肺等脏器的癌肿组织内却明显升高。因此,检测癌胚抗原有一定的诊断价值。术前 CEA 升高的病人,术后随访可以评价治疗效果,并且可作为诊断肿瘤是否复发的一个重要指标。

胆红素对临床诊断有哪些意义

胆红素是由血红蛋白分解而成。在肝、脾、骨髓等网状内皮系统由血红蛋白分解出的胆红素与白蛋白结合后被循环系统运输到肝,与肝细胞内的 Y 和 Z 蛋白结合,形成复合体,随后再送到内质网进行酯化,形成葡萄糖醛酸胆红素(酯化胆红素、结合胆红素)。

胆红素分为已酯化并与葡萄糖醛酸结合的胆红素及尚未酯化的游离胆红素。游离胆红素在检测时需先加入乙醇,再加入重氮试剂才能起反应,这个试验叫间接反应,故游离胆红素又称间接胆红素。游离胆红素进入肝脏后与葡萄糖醛酸结合后,再排入胆汁,称为结合胆红素,它在检测时直接加入重氮试剂反应即可,故称为直接反应,又叫直接胆红素。直接反应一般在 1 分钟内完成,故常称为 1 分钟胆红素。结合胆红素与游离胆红素的总量之和为总胆红素。

区分游离胆红素(间接胆红素)和结合胆红素(直接胆红素)对疾病的诊断是很有意义的。黄疸病人可根据血中升高的主要是哪种胆红素,可区分为溶血性黄疸、肝细胞性黄疸或阻塞性黄疸。溶血性黄疸是由于红细胞大量破坏,血红蛋白释出的胆红素尚未经肝细胞处理,即尚未与葡萄糖醛酸结合,故血内升高的是游离胆红素;肝细胞损害时,肝脏功能减退,肝中的 Y、Z 蛋白无法将血中的胆红素结合或酯化功能不足,造成血中的游离胆红素升高;胆道梗阻时,已经肝细胞处理后酯化胆红素无法排入肠道,游积于胆道近侧,胆压增高致胆血返流,造成血液中结合胆红素增高。溶血性黄疸和肝细胞性黄疸,血中升高的虽然都是游离型胆红素,但前者还有溶血的症状和体征,后者则肝功能有明显损害,所以鉴别两者一般并无困难。

检测 CA19-9、CA125、CA50 有什么临床意义

CA19-9、CA125、CA50 均为肿瘤标志物,它的本质是一种蛋白质。目前发现,此 3 项增高可提示体内存在恶性肿瘤的可能,其准确性较高,其中尤以 CA19 -9 增高可强烈提示胰腺肿瘤可能,3 项均增高更有意义。

如何分析血清胆红素报告

血清胆红素报告主要包括总胆红素、直接胆红素和间接胆红素3个数据,看懂报告,必须首先了解胆红素的生成和排泄的来龙去脉。

在生理情况下,胆红素由血液红细胞中血红蛋白的分解而来,在血循环中和血浆白蛋白结合,这是胆红素在血浆中的主要运输方式,这种胆红素称为非结合型胆红素(也称间接胆红素)。当间接胆红素随血流到达肝脏后,被肝细胞摄取并通过一系列的化学反应被酯化成为结合型胆红素(也称直接胆红素,又称一分钟胆红素)。直接胆红素被肝脏排泄进入胆道,经胆汁流入肠道,并在细菌的作用下变成尿胆原通过小便或粪排出体外。

引起黄疸的因素大致有4类:胆红素生成过多、胆红素的摄取障碍、胆红素的结合障碍、胆汁淤积。出现溶血时,大量红细胞被破坏,血红蛋白分解生成大量的间接胆红素,远远超出了肝脏的摄取、结合和排泄的能力,即出现以间接胆红素升高为特征的高胆红素血症;在各种原因引起的肝细胞损害(病毒性肝炎、药物性肝炎等)中,肝细胞的损害使其摄取、结合、排泄胆红素的功能大大减弱,使血循环当中的间接胆红素升高。另外,由于肝脏小叶结构的破坏,使已经合成的直接胆红素不能排泄入胆道而逆流入血或淋巴系统,造成血清的总胆红素、直接胆红素和间接胆红素明显升高,其中以间接胆红素升高为主。当胆道病变造成胆道梗阻时,经肝脏合成的直接胆红素不能进入肠道,造成胆道的高压,在高压的作用下,毛细胆管破裂,胆红素逆流入血,即出现以直接胆红素升高为特征的高胆红素血症。

胆红素的正常值为 18 微摩/升左右,直接胆红素占 20% 左右。直接胆红素所占比例在溶血性黄疸时小于 20%;在肝细胞病变时大于 35%;而在胆道梗阻时高达 60% 以上。应注意当总胆红素在正常范围,而间接或直接胆红素出现相对偏高时,诊断黄疸的意义不大。

三、影像诊断

B 型超声波(B 超)检查
对诊断胆道疾病有何作用

　　胆汁与肝脏及周围实质脏器有很好的声学界面,B 型超声波检查(B 超)特别适合胆道疾病的诊断。对胆囊结石诊断的正确率高达 98%,效果优于 X 线等其他检查方法。对于判断肝内、肝外胆管有无梗阻,正确率可达 95%。对于肝外胆管结石诊断率可达 75%,肝内胆管结石诊断正确率达 70%~80%。近年来,随着超声技术的不断发展,新仪器不断出现,如彩色多普勒 B 超技术,使二维超声切面图像更清晰、逼真、分辨力更高,能分辨 0.5~2 毫米的物体,并可了解病变部位的血流动力学。内镜 B 超(腔内 B 超)可直接显示总胆管下端和乏特壶腹部的病变。B 超技术和正电子计算机断层摄影术(CT)、ERCP、PTC、磁共振技术的联合应用,更大大提高了胆道疾病诊断的正确性。总之 B 超检查是简便易行、费用低廉、安全无损伤、适用范围广、可重复多次检查且诊断正确率高的检查方法,目前仍是胆道疾病的首选检查方法。但 B 超检查诊断胆道疾病还不是十全十美。一般 B 超在右季肋部体外检查,探头与脏器之间有胸、腹壁阻挡;胆管下段受十二指肠及其内气体的阻挡,影响了该段病变的显示。另外,腹腔其他内脏的变化也会影响图像的清晰度。

～ B超检查病人应做好哪些准备 ～

超声检查简便易行,病人无痛苦,一般无须特殊准备。但为了取得更好的检查效果,病人应注意下列几点:a. 检查前禁食8小时,检查前一晚上不吃油腻食物,这样可使胆囊内胆汁充盈,有利于检查。b. 有便秘的病人,可于检查前一天晚上服泻剂排除肠腔内积气和积粪,肠道过度积气会干扰B超观察。c. X线胃肠道造影时的钡剂及胃肠内镜检查时的充气均会影响B超检查图像的清晰度,应先做超声检查,然后再做如胃肠内镜等其他检查。已做胃肠造影者,3日后再做超声检查。d. 上床检查前应松解衣裤,充分暴露两侧季肋区。

～ 胆囊炎做B超时 有哪些典型声像图 ～

急性胆囊炎B超表现为胆囊增大、胆囊壁增厚,部分病例有"双边影"。胆囊内有脓液和碎屑时,正常无回声区的胆汁会出现密集的点状或絮状回声,胆囊后壁回声减弱,胆囊腔内有气体回声。胆囊穿孔时,可见胆囊壁的连续性中断,胆囊周围积液呈液性暗区。慢性胆囊炎表现为胆囊正常大小或缩小,胆囊壁毛糙或增厚,回声增强,囊内透声差。合并结石时可见结石的强回声光团和回声后面的声影。胆囊萎缩时,仅见结石强光团伴声影,未见囊腔内的液性暗区。脂餐检查,胆囊收缩功能下降。胆囊积液时见胆囊明显胀大,囊壁变薄而光滑,轮廓清楚,液性区透声好,在胆囊颈部有强回声光团和声影。

胆囊结石做 B 超时有哪些典型声像图

胆囊结石在 B 超检查时可以有多种形态的声像图表现,典型表现是在胆囊腔的无回声区内出现一个或多个结石的强回声斑、强回声团或弧形强光带,并能在两个垂直交叉的断层中得到证实。在结石强回声的后方伴有边缘清晰锐利的声影,除结石黏附在黏膜上或嵌顿在胆囊颈部外,结石强回声一般可随体位的改变而沿重力方向移动。

何谓充填型胆结石

充填型胆结石是指许多小结石充满整个胆囊,囊内仅有少量甚至不含胆汁,胆囊已经完全丧失功能。在 B 超检查时,可见胆囊轮廓模糊、液性暗区消失,前壁呈弧形或半月形中、强回声带,后方伴有较宽的声影。

胆管炎做 B 超时
有哪些典型声像图

胆管炎时因胆管壁炎症、水肿、胆管内有脓液,在 B 超检查时可表现为肝外胆管明显增粗,管壁增厚,回声增强或模糊,管腔内可见密集的细点状回声或沉积物的弱回声。多数病人显示梗阻部位结石或蛔虫条索状回声,肝内胆管和胆囊可见扩张。

胆管结石做 B 超时
有哪些典型声像图

胆管结石可分为肝内胆管结石与肝外胆管结石。前者在 B 超检查时表现为肝内出现圆形、斑点状、条索状或不规则片状的强回声,强回声沿着左右肝管及其分支分布,常伴有声影。结石近侧的小胆管扩张与伴行的门脉分支构成所谓肝内"平行管征"的图像。肝外胆管结石的声像图表现为纵切面胆管内出现结石强光团伴有声影,强光团与胆管壁之间有清楚分界。横切面则显示出所谓"靶环征"。梗阻以上肝内外胆管扩张、增厚。而前方十二指肠及其内部气体的影响,胆总管下端的结石往往显示困难。

胆囊结石与胆囊息肉
做 B 超有哪些不同

　　胆囊息肉 B 超表现是在胆囊腔内出现单个或多个圆形强光团,它不同于胆囊结石之处是强光团之后没有声影,也不随体位的改变而变化。有时胆囊后壁上的小结石声影不清楚,移动范围小,很像息肉。这时嘱病人大范围变动体位,这些小结石可出现结石滚动征,多方位切扫,也可出现声影。

胆囊结石与胆囊癌
做 B 超有哪些不同

　　胆囊结石在 B 超检查时主要表现为强回声光团,并随体位改变而移动,且后方伴声影。胆囊癌根据不同的癌肿生长类型和发展时期,有多种 B 超表现:a. 厚壁型:胆囊壁不均匀增厚,内壁不规则,外壁连续性受到破坏;b. 蕈伞型:胆囊腔内出现弱回声或中等强度的蕈伞状肿块,单发或多发,肿块边界不规则,后方无声影,不随体位而移动;c. 混合型:即上述两型同时存在,具有上述两型的声像表现;d. 实块型:整个胆囊腔液性暗区消失,胆囊区呈一弱回声为主的不均质团块。

　　胆囊结石与胆囊癌在 B 超检查时最大的区别:a. 回声光团强弱不同,胆囊结石呈强回声,肿瘤呈弱或中等程度回

声;b.结石有声影,肿瘤无声影;c.结石病人的胆囊壁大多
没有破坏,胆囊癌时胆囊壁多数有破坏;d.胆囊癌晚期有邻
近组织受侵犯的表现。

胆管堵塞 B 超
会出现怎样的声像图

胆管阻塞后,阻塞近侧的胆管扩张,管壁增厚。中度扩
张的肝内胆管与门静脉的管径相近,两者平行,表现为"双
管征"。胆管严重扩张,伴行的门静脉内径往往因受压而缩
小,可不显示"双管征"。有时也可发现引起胆管阻塞病因
的直接声像表现,如结石、肿瘤等。

看 B 超检查报告
需注意些什么

做完 B 超后,病人往往会急于问检查医生结果正常与
否。这会干扰医生综合 B 超的表现做出正确诊断。病人应
耐心地等待医生的检查报告,拿到报告后,应先核对姓名、
年龄、性别等是否是自己的报告。然后看 B 超描述的声像
图表现,如切面形态、大小、边界、内部回声、血管分布、有无
异常回声区及与邻近脏器的关系等。再要了解正常值范
围,最后才看 B 超的诊断。不管诊断结果如何,都要和就诊
医生取得联系。有的病需要综合几种检查手段才能获得正
确诊断,有的 B 超检查没有病变表现,但临床上却高度怀疑

有病变,需再做其他检查或密切随访,切不可因为诊断报告上没有病变而万事大吉,不与门诊医生联系。当然,即使检查结果不好也不要惊慌失措、悲观失望,甚至日不食、夜不眠。恶劣的心情既不利于治疗,又可加重病情,而且有时单凭一个 B 超检查并不能完全作出准确的诊断。

B 超能检查胆囊的功能吗

正常胆囊的功能是将肝脏分泌的胆汁加以浓缩后储存,一旦需要,胆囊即收缩,同时壶腹括约肌松弛,胆汁流向十二指肠与食物混合,帮助消化吸收。胆囊的功能可以概括为浓缩、储存和收缩排胆。

口服胆囊造影时,肝脏排出的胆汁中造影剂的浓度较淡,在 X 线下尚不能显影。待胆囊将肝胆汁浓缩后,胆汁内造影剂的浓度增加,此时摄取 X 线片能显示胆囊影。所以口服胆囊造影能反映胆囊的浓缩功能,而 B 超检查不具备这个作用。不过根据 B 超显示的胆囊大小,可反映胆囊的储藏量。

正常胆囊在进食后,由于神经和体液因素的作用,如胆囊收缩素的分泌,可以引起胆囊收缩。如果胆囊长期慢性炎症,引起胆囊壁纤维化、胆囊萎缩,胆囊在同样的神经、体液等因素刺激下还是不能收缩。进食脂肪餐或注射胆囊收缩素前后,用 B 超观察胆囊大小的变化,可以判断胆囊的收缩功能。

B 超检查能发现
肝内胆管结石吗

　　肝内胆管由于干扰少，B 超检查诊断效果较好。但是，肝内胆管分支多、范围广，检查时容易漏查而漏诊。某些肝内钙化点可误诊为结石，而且做过胆道肠道吻合手术的病人，肠道内的气体可能进入胆道而被误认为结石。诊断正确率仅为 70％～80％。

　　B 超发现肝内胆管结石要结合病史全面考虑。一些病人还需做 CT-MRI 等进一步检查后才能制订治疗方案。

何谓术中 B 超

　　在手术过程中，将 B 超探头直接置于要检查的脏器表面的方法即为术中 B 超检查。这一方法将肝胆系统疾病的超声诊断技术推进了一大步。将无菌的超声探头直接置于脏器表面，可以排除胸腹壁、周围组织及胃肠道气体的干扰，使图像更加清晰，诊断正确率提高。对结石病例，它能发现小到 1 毫米大小的结石；深埋于组织内的微小肿瘤，即使开腹后有时仍难触摸到，但术中 B 超犹如扫雷兵的"探雷器"，对于肿瘤浸润的范围、和周围脏器、重要血管的关系等都能清晰显示，为术中推测肿瘤能否根治提供依据。这一技术适用于术前不能明确诊断和不能肯定肿瘤能否切除而手术探查的病人。

～❀ 什么叫腔内 B 超 ❀～

配合内镜的发展,将超声探头装在内镜前端随内镜插入胃肠道检查脏器的方法称腔内 B 超。在行胆道检查时,将内镜插入至十二指肠,由于解剖上该处紧邻胆道系统,因此通过一壁之隔检查胆道可排除胸腹壁和胃肠道重叠等干扰,可以较清晰地观察胆道及胰腺情况。

～❀ 什么叫管内 B 超 ❀～

随着技术的发展,超声探头的体积越来越小,探头直接进入胆道系统成为可能。由此产生了管内 B 超。该技术采用1.4毫米、2.0毫米、2.6毫米、3.2毫米直径的特制探头,通过 PTC 窦道或内镜逆行胆管造影术(ERC)途径直接进入胆道或胰管进行探查。它完全排除了覆盖于胆道上或胰管表面的组织脏器的干扰,使图像更加清晰明确。用于结石的诊断,正确率达96.8%,高于传统的胆道直接造影检查;用于探查胆道肿瘤时,不仅微小的癌也能诊断出来,而且能正确地判断肿瘤浸润的深度、周围血管脏器是否受到侵犯等。

X 线片对诊断
～❀ 胆石症胆道有帮助吗 ❀～

一般地说,腹部 X 线片上正常胆囊并不显影,只有在胆囊有病的情况下,腹部 X 线片才会有一些特殊表现,例如肝胆区出现异常高密度影,就需要考虑是否存在胆囊结石或慢性胆囊炎引起的胆囊壁钙化。

胆囊或胆道积气,常见于胆道—肠道内瘘或胆肠吻合手术后,气体从肠道逆行进入胆道;有时胆道内产气菌感染也可表现为胆道积气。

其他如胆道严重感染时,可引起腹膜炎,此时腹部 X 线片上可出现右上腹局限性肠腔内积气,医学上称谓反射性肠郁胀或局限性肠麻痹。

腹部 X 线片尤其是急诊时,除可为胆道疾病的确诊提供依据外,更重要的是排除胆道以外的其他急性腹部病症。

∞ 胆道造影有哪几种类型 ∞

常用的胆道造影有口服胆囊造影、静脉胆道造影、术中胆道造影、术后经 T 管胆道造影、经皮肝穿刺胆道造影(PTC)和内镜逆行胰胆管造影(ERCP)等 6 种。其中,前两种是口服或静脉注射造影剂到体内,待造影剂慢慢排泄到胆囊和(或)胆管后才能在 X 线下显影,属于间接胆道造影,后 4 种是直接将造影剂注射到胆道后使胆道显影,属于直接胆道造影。除上述 6 种外,静脉注射定量的由肝胆系排泄的放射性核素后,用 γ 照相机对准右上腹摄像,也可看到胆道的图像,故核素肝胆系扫描也属于广义的胆道造影范畴。注射核素后定时连续扫描,除能显示胆道图像外，还能观察胆道的排泄情况，在某些疑难病例中也较常用。

做静脉胆道造影有什么价值

静脉胆道造影自 20 世纪 50 年代应用以来，为胆道疾病的诊断提供了有价值的资料。本法造影剂不经口服，直接由静脉注入人体。溃疡病、消化道梗阻、腹泻等胃肠道病变者不必顾虑造影剂吸收不良而致造影失败。血液内的药物由肝细胞浓缩后排入胆道，排出时浓度较高，肝内外胆管已可在 X 线片中显示，不必再靠胆囊浓缩。胆囊无功能或已切除者同样可以显影。但静脉胆道造影属间接造影，图像没有直接造影清晰，肝功能受损严重者常不显影。故近 30 年来随着内镜逆行胰胆管造影和经皮肝穿刺胆道造影技术的发展普及，尤其是晚近磁共振胆胰管显像的临床应用以来，静脉胆道造影已很少应用。但对某些特殊病情，如已经胆肠Roux-Y 吻合者，和尚未具备上述两种胆道直接造影条件的医院，静脉胆道造影仍是简单而又有一定价值的胆道造影方法。

何谓胆道直接造影

胆道直接造影是指将造影剂直接注入胆道进行造影，其显影较间接造影（口服法、静脉法）清晰得多。但是胆道直接造影需有一定的设备和技术，以及病人的解剖条件。不一定每位病人都成功,并且有一定的创伤性和出现并发症的风险。

什么叫经皮肝穿刺胆道造影(PTC)

经皮肝穿刺胆道造影(pecutaneous transhepatic cholangiography,PTC)是20世纪50年代以来在临床上逐渐开展、至70年代普及起来的一项检查方法,它是在X线透视或B超引导下,以细针从右侧肋间或右上腹穿刺经过皮肤、肝脏至胆道,再注入造影剂进行胆道造影。它显示的胆道图像十分清晰,但却是一项侵袭性的检查,本身可能有一定并发症。

哪些病人适宜做经皮肝穿刺胆道造影

以下情况可做经皮肝穿刺胆道造影:

① 检查梗阻性黄疸的部位与性质。

② 检查胆道结石的数量和位置。

③ 经皮肝穿刺胆道引流的需要。行经皮肝穿刺胆道造影的病人需满足以下条件:肝内胆管扩张、碘剂过敏试验阴性、无腹水、凝血酶原时间正常、无肝脏肿瘤及包囊虫病。

做经皮肝穿刺胆道造影会有哪些危险性

经皮肝穿刺胆道造影是一项具有创伤性的检查,并发症主要有腹腔内出血、胆瘘、胆汁性腹膜炎和败血症,其他并发症还有气胸和胆道出血等。一般文献报道,经皮肝穿刺胆道造影并发症的发生率为2%～5%,病死率为0.2%。当然,随着医疗设备的改善、穿刺器械的改进和操作技术的进步可进一步降低并发症的发生率。即使出现并发症,只要处理及时、得当,多数人并不会发生严重后果。

哪些病人不能做经皮肝穿刺胆道造影

有以下情况者禁忌做经皮肝穿刺胆道造影:碘过敏者、有腹水者、凝血功能差、凝血酶原时间低于50%者、疑有肝肿瘤或肝包囊虫病者、全身情况较差、不能配合检查者。如正在发作急性化脓性胆管炎,只宜穿刺胆管引流,不宜造影。

经皮肝穿刺胆道造影有哪些图像特点

PTC是胆道直接造影的一种,能清晰地显示整个胆道系统的解剖图像,如有胆道解剖变异可一目了然。如有梗阻,能显示梗阻点以上的胆管情况。例如肝门部梗阻,扩张的肝内胆管影像显示特别清晰。根据梗阻处胆管的形态,还可诊断梗阻的原因,如杯口状阻断往往是胆石引起的梗阻,乳头状阻断往往是癌症引起的梗阻等。PTC 与 ERCP 合用可以显示梗阻点上下全部的胆道。

做经皮肝穿刺胆道造影检查需做好哪些准备

在做经皮肝穿刺造影前应做好以下准备:

① 控制感染,防止造影剂刺激而造成炎症复发。有胆道感染史者造影前 3 天开始使用抗生素,可肌内注射,也可静脉使用。

② 阻塞性黄疸病人往往有肝功能损害,胆汁不能进入肠道,影响脂溶性维生素 K 的吸收,后者是肝脏制造凝血酶的原料之一。造影前应检查病人的出、凝血时间和凝血酶原时间。若凝血酶原时间小于 50%,不能进行检查,需先纠正凝血功能;阻塞性黄疸的病人,即使检验指标正常也应在造影前补充维生素 K。一般可肌内注射维生素 K 13 天,每天 2 次,每次 20 毫克;肝功能不良者需进行保肝治疗。

③ 做碘试验,以防止碘过敏。

④ 造影前禁食 6 小时,以防恶心呕吐;全身情况差者,应先给予静脉补液支持;过分紧张者可适当使用镇静剂。

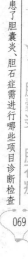

经皮肝穿刺胆道造影后
应注意些什么

① 绝对卧床休息 12～24 小时,同时观察脉搏、血压,注意是否有腹痛,以防胆瘘和内出血。要严密保护好穿刺置管,以防脱出引起胆汁性腹膜炎。

② 禁食 6 小时,静脉补充液体。

③ 适当使用抗生素预防感染,部分病人造影后会出现寒战高热,可能是感染引起,也可能是造影剂反应。

④ 适当给予维生素 K_1 和止血剂,尤其有出血倾向者。

何谓 ERCP

ERCP 是 Endoscopic Retrograde Cholangio-Pancreatography 的缩写,又称内镜逆行胰胆管造影。操作时如同做胃镜。具体操作:将十二指肠镜镜头通过口、食管、胃进入十二指肠,在十二指肠第二段内侧找到胆胰管乳头开口,并插入造影管,注入造影剂后,即可从各个方位拍片检查,观察胆管和胰管的显示图像。

做内镜逆行胰胆管造影
检查有哪些适应证

一般说来,凡可疑有胆道或胰腺疾病者,均可进行 ERCP

检查。

① 原因不明的黄疸。

② 胆道内可能有结石或肿瘤者。

③ 可能有先天性胆道异常者。

④ 胆囊切除后或胆道手术后仍有不适者。

⑤ 疑有慢性胰腺炎或胰腺肿瘤者。

⑥ 原因不明的上腹部疼痛,需要排除胆道或胰腺疾病者。

⑦ 有时可作为内镜治疗胆道疾病的第一个步骤。

做内镜逆行胰胆管造影
检查有哪些禁忌证

内镜逆行胰胆管造影的禁忌证有以下几类:a. 碘造影剂过敏者;b. 严重心、肺功能不全,不能耐受检查者;c. 已确诊的胰腺假囊肿,除已准备立即手术者,应避免行ERCP;d. 急性胆管炎病人,除准备行内镜下胆管引流者,一般宜先消炎控制感染;e. 急性胰腺炎病人,应慎行 ERCP,以防造影时压力过高,加重病情。

做内镜逆行胰胆管造影
(ERCP)需做好哪些准备

ERCP 检查基本步骤:如同做一次胃镜,病人应先禁食6~8 小时,检查前 15 分钟给予镇静剂和阿托品以减少唾

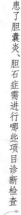

液分泌,同时咽部喷局麻药以减少恶心等不适感。所不同的是造影前需做碘过敏试验,检查前还应检验血和尿淀粉酶以及乙型肝炎病毒表面抗原,去除身上所带金属饰品以免影响拍片。近期内有胆道或胰腺炎发作者,检查前宜先用抗生素药物,以防造影剂激活潜伏的细菌感染。

做内镜逆行胰胆管造影会出现哪些并发症

ERCP 的并发症可分为两类:由操作引起的并发症和由注射造影剂引起的并发症。

内镜操作引起的并发症包括上消化道穿孔、出血和刺激引起的心血管意外。

由注射造影剂引起的并发症有:造影剂过敏、急性胰腺炎、胰腺感染和胰腺假囊肿、胆道感染。

严重并发症引起死亡的原因最多见的是胆道感染和胰腺炎。据报道,并发症的发生率为 1%~3%,病死率小于 0.1%。

做内镜逆行胰胆管造影检查有哪些优点

内镜逆行胰胆管造影是相对无创伤的检查。不仅可以进行胆道检查,还可诊断十二指肠和胰腺疾病。近年来,利用内镜作 ERCP 明确诊断的同时,还可切开壶腹括约肌,取出胆总管下端结石等外科处理,使一部分病人免于手术。急性重症胆管炎如果病情危重,不能接受手术,可先行ERCP,接着经内镜插入引流管做所谓"鼻胆管引流"或做圣诞树式塑料内支撑引流管,以先缓解严重感染,解除生命危险,做好充分的术前准备,为以后手术争取时间。

做内镜逆行胰胆管造影后病人应注意些什么

① 咽部的麻醉剂1~2小时才失效,为避免食物误入气管,检查后2小时后方可进食,以后1~2天,咽部仍会有不适感。

② 常规使用2~3天抗生素以预防感染。

③ 注意观察有无腹痛、发热,注意大便颜色,有无便血、呕血,一旦发生应及时就医。

④ 造影时胰管显影者,造影后应进低脂肪饮食2~3天;造影后2~3小时应检查血淀粉酶,如有升高者宜接受相应治疗,次日应复查,直至恢复正常。

做术中胆道造影有什么价值

术中胆道造影是胆道直接造影的一种,手术中直接将造影剂注入胆道,得到的影像较为清晰,包括胆管的解剖关系、结石的数量和位置、胆管是否存在狭窄或其他病变,均可一一了解。胆囊切除术中,将塑料管通过胆囊管插入胆总管后造影,可明确胆总管内有无病变,避免不必要的胆总管切开探查;胆总管切开取石置T管后经T管胆总管术中造影,可明确有无残余结石。一旦发现残余结石,应立即再予清除,可避免术后残石。因此,术中胆道造影能够有效指导手术,避免损伤,提高手术疗效,可降低再次手术率。

做术中胆道造影 检查应注意些什么

术中胆道造影指在手术中,经胆囊管或切开胆总管置入T管后,经T管注入造影剂并行X光摄片的方法。其目的在于力争在手术中发现结石,降低术后残余结石的发生率。但是,大多数手术室没有透视设备,医生不能直接在电视屏幕下看到胆道显影的情况,造成一定的盲目性。这主要体现在两个方面:a.摄片范围只能通过外部解剖标志大概地定出,有时要等片子洗出来后才发现有的地方遗漏了。b.注射造影剂的时候,不能掌握好注射的剂量和注射的速度。因此,在实际操作时,首先要注意摄片的范围,对于重点要看的部位要保证其在摄片范围内。比如怀疑近端结石的摄片要适当偏上方一点,并且使头部偏低;怀疑远端结石的,摄片要适当偏下,并抬高头部。注射造影剂的速度尽量慢一些,有利于均匀分布,并防止胆道内压力急剧上升,在推注过程中如果发现压力逐渐增大,应及时停止,以防造影剂逆行入胰管带来不必要的并发症。要选用适当浓度的造影剂,造影剂太浓可遮盖反映小结石的低密度影;反之,造影剂太淡，X线片上显影不够清晰。如果在读片的时候发现可疑的病灶，应根据实际情况重新拍摄或者直接再次进行胆道探查。同时，注射造影剂时需防止注入气体以免造成虚假的伪影，误认为结石。

做术中胆道造影
会有哪些局限性

术中胆道造影是手术时在手术室进行的，受到X线机功率大小等设备条件的限制。手术室内的X线机一般功率较小，又没有滤光器，显影不够清晰。手术时，病人不宜转动，拍片角度受限，且无法事先选择，造影区周围还可能有其他物体干扰，术中造影大多是注射一定量造影剂后盲目拍片。因此，X线片的质量有一定局限性，往往得不到胆道的整体图像，显示的部分也较其他胆道直接造影差，胆石假阳性、假阴性发生率较其他胆道直接造影高。术中胆道造影增加手术时间，手术部位暴露时间延长，增加感染的机会。偶尔有造影管戳破胆管等并发症。故术中胆道造影不应常规应用，要选择性地应用。

做经T管胆道造影
检查有什么价值

经T管胆道造影是将造影剂经T管注入胆道后摄片检查。这一检查可在术中进行，其意义、注意事项及优缺点已

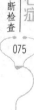

如上述。这一检查也可在术后准备拔出 T 管前进行，以了解胆道内有无残余结石以及胆道的通畅程度等。若无异常且胆流通畅，可考虑拔除 T 管。

如果第一次手术由于各种原因未彻底清除病变，T 管造影可进一步查清病情后，制订进一步治疗方案，或进行胆道镜等介入治疗，或再次手术。

做经 T 管胆道造影需注意些什么

在行 T 管造影的前一天，应当充分地开放引流胆汁，以防胆汁内的絮状沉淀在造影时的高压作用下导致胆管炎发生。如果造影前发现 T 管引流当中有杂质、絮状沉淀比较多或者有发热时，应暂缓造影，经低压冲洗、引流一段时间以后再行造影。

造影时，医生应先抽尽胆道中的空气，避免摄片时产生伪影。寒冷季节造影剂宜适当加温到近似体温程度，以免寒冷刺激引起壶腹括约肌痉挛，病人不适。甚至造成括约肌收缩下造影剂大量进入胰管致急性胰腺炎。另外，推注造影剂时应尽量地慢，并维持低压，摄片时可以通过改变病人的体位来观察胆道内不同部位的情况。病人在接受检查时，要尽量地配合医生，在推注过程中上腹部可能会有一些胀痛，应尽可能忍耐，如果疼痛剧烈不能耐受，要及时告诉医生停止推注。在拍片时，根据医生的嘱咐暂时屏气或向左、向右转身。

做经 T 管胆道造影
会出现哪些并发症

T 管造影是较为安全的胆道影像检查,正确操作很少有严重的并发症发生。一般的造影后可能出现右上腹胀痛、高热等症状,前者在 T 管开放引流后多数能自行缓解。如发生高热,可给予抗生素或加少量的激素治疗。还有少数病人由于造影剂进入胰管可能导致急性胰腺炎,所以要用刺激较小的有机碘溶液。并发的胰腺炎一般较轻,经保守治疗可以缓解。

病人应怎样配合医生
做好 T 管胆道造影

① 消除顾虑。

② 造影前一天宜先开放 T 管。

③ 造影时注入造影剂会有右上腹轻度胀痛,这是正常现象。如果胀痛异常,需告诉医生,以免造影压力过高。

④ 拍片时应遵嘱屏住呼吸。

⑤ 造影后应继续开放 T 管,如有腹痛、发热等应及时与医生联系。

什么叫 CT 检查

CT 是英文 computed tomography 的缩写,中文意为

计算机体层摄影,是 X 线检查的一种,属无损伤检查,具有迅速又精确的特点。它能分辨普通 X 线检查不能分辨的密度差别,能发现软组织器官(肝脏、胆囊等)的病变,而且还可对异常区作相对定量的密度分析,以判断病变性质是良性还是恶性、是原发还是转移性、是实质性还是囊性等;CT 又是沿人体横断面每隔一定距离一层一层地进行扫描,所显示的图像接近各个相应层面的解剖图,能直观显示各器官轮廓、形态、组织结构及邻近结构相互关系。

CT 能代替 B 超检查吗

目前,胆道疾病的检查方法很多,CT 是其中一种。用 CT 诊断胆道结石、胆道肿瘤、阻塞性黄疸、胆管狭窄和先天性胆管囊性扩张症等图像较清晰,有较大的诊断价值。和 B 超相比,虽然同是非创伤性检查,CT 应用于胆道系统有它的独特优点,但 CT 检查机体不同距离的断层切面,不像 B 超可以连续地从上向下或从左到右做断层检查,所以 CT 对微小病变往往可能漏掉,其敏感度尚不能满足临床需要,而且 CT 检查的价格昂贵,病人必须暴露在 X 线照射之下对身体也有一定危害。在诊断胆道疾病方面,CT 尚不能完全取代 B 超检查。

CT 检查对胆道疾病诊断有哪些帮助

总体上说,CT 对胆道疾病的检查敏感性相对较差。正常情况下,它不能清晰地显示胆道结构。病理条件下对胆囊内结石 CT 可以清楚地显示,但胆管内结石一般较难显示。CT 对胆道肿瘤的诊断有一定的价值,尤其是胆囊肿瘤及肝门部胆管肿瘤,可显示出肿瘤的范围及与周围血管和肝、胰等软组织的关系。另外,CT 对胆管囊肿的诊断有帮助,可以见到肝内外胆道呈局限性圆形或纺锤形的低密度影。

胆囊炎、胆囊结石
在 CT 片上有哪些表现

CT 片上可见有结石影,而且结石内含钙量越高,结石影越清楚,形状各异,多为多边形。

急性胆囊炎的 CT 片,可见胆囊肿大,囊壁增厚。如果胆囊内有脓液,因脓液密度与胆汁不同,CT 片上也会出现胆囊内密度不均的图像。

慢性胆囊炎反复发作者,CT 片上可见胆囊壁增厚,局部钙化呈高密度影,胆囊积液时可见胆囊增大,胆囊萎缩时,胆囊缩小,有时甚至表现为结石充填整个胆囊,几乎没有胆汁,称"充填型胆结石"。

原发性胆管结石
在 CT 片上有哪些表现

原发性胆管结石在 CT 片上表现为正常的肝管区出现

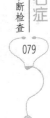

高密度或等密度影，形状可以是管形或不规则形。

如有胆道梗阻，在结石上方可见有不同程度的胆管扩张的图像。

如伴有反复胆道感染，还可有胆管壁增厚、胆汁密度不均等胆管炎表现，甚至有局部肝脏纤维化或萎缩造成肝脏各叶比例失常、肝脏旋转等表现。

肝外胆管结石在 CT 片上会有哪些表现

肝外胆管结石无论是由胆囊结石掉入胆管而成，或为原发性胆管结石，在 CT 片上都可见胆总管内有高密度影，或是中间低密度四周高密度的混合结石影。胆管如被阻塞，结石阻塞部位以上可见扩张胆管的低密度影。若为继发性结石，同时还可见胆囊结石、胆囊炎一系列原发性病变的 CT 表现。

什么是胆道螺旋 CT

螺旋 CT 是在 CT 基础上加上三维成像技术的影像学诊断方法。它可以通过胆道重建直观地得到胆道树形结构的全貌。通过计算机可以随意地从各个角度观察，主要是观察胆管和周围脏器、重要血管的关系。它对于胆道肿瘤的诊断以及明确能否手术根治有重要参考价值。

什么是磁共振
成像(MRI)检查

    人们早于 1946 年发现了磁共振现象。1950 年,该原理被应用于医学研究,主要用于研究人体细胞、组织的磁共振的特征。到 20 世纪 80 年代早期,磁共振成像开始用于临床诊断。最初用于神经系统的诊断,以后推广至绝大多数人体脏器。近年来,MRI 在肝胆疾病的诊断方面有了很大进展,越来越得到人们的重视。

    磁共振成像的原理基于计算机将人体在磁共振过程中发生的共振信号的强弱经处理后获得图像。图像中的灰阶为信号强弱的表现,信号的强弱与人体组织所含奇数质子的密度成正比,信号由强到弱的弛豫时间也因质子密度的不同而有差异。由于人体组织有不同的弛豫时间,采用不同的脉冲序列可使不同组织有不同的信号强度,把这些信号经计算机图像处理,可得到不同的灰度等级,从而可以得到 MRI 图像,使临床上能够发现病人组织结构状态的病理表现。

什么是磁共振
胆胰管成像(MRCP)

    磁共振胆胰管成像(magnetic resonance cholangio -pancreatography, MRCP)是近年来临床开始应用的一种

新的三维图像技术,方法简单、无创伤且无须注射造影剂,能将各断层图像通过计算机重建得到类似 ERCP 和 PTC 的图像效果,是很有发展前途的诊断技术。MRCP 的基本技术是 T_2 权重的脉冲序列。因此,静止的液体,诸如胆汁、胰液均有高强度的信号,而实质性脏器和血液流动的信号强度很弱,甚至测不到。综合上述成像特征,就能得到背景信号低而胆道和胰管呈高强度信号的图像。该图像可以达到接近直接胆道造影的效果。

MRCP 检查胆道
疾病有哪些优点

MRCP 检查胆道疾病具有以下优点:a. 适应证较广:几乎可以适用于各种胆道、胰腺疾病病人(有 MRI 禁忌证者除外,如有金属假肢或装有起搏器等),包括手术以后解剖改变者、胰腺炎和胆管炎发作者以及各种原因不适于作 ERCP 或 PTC 者。b. 显影率高:即使无胆道扩张,也能 100% 地显示肝内外胆管。胰头部胰管的显影率为 95%,体尾部为 42%,在胰管扩张时显影率近 100%。根据 MRCP 特殊的成像原理,未显影的胆管、胰管除非近端有明显的扩张可以诊断远端存在胆道梗阻或狭窄外,多为正常。c. 无并发症:由于 MRCP 不是介入性检查,且无须注射造影剂,和 B 超和 CT 一样无痛苦、无并发症。d. 诊断正确率高:MRCP 能提供精确的定位诊断,且不受造影剂分布不均等的影响,在定性诊断方面特别适用于胆道结石和胆管囊肿等良性病变,其诊断胆道结石的正确率为97%左右;在诊断恶性胆道梗阻时,不但能准确地判断梗阻部位,而且根据肿瘤的部位、占位的形态能作出初步的定性诊断。e. 能显示胆道全貌:MRCP 能展现包括病变在内的胆道全貌、胰管以及胆胰管合流的情况。这不但为诊断提供更多的信息,而且根据病变近、远端正常胆管的长度、形态可帮助制订适当的手术术式。f. 常规扫描:MRCP 的 T_1、T_2 常规扫描能显示上腹部脏器,包括肝脏、胰腺、周围血管和内脏等的情况,为肿瘤的定性诊断、术前判断、肿瘤能否切除和切除范围提供了依据。

MRCP 检查胆道疾病有哪些不足

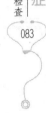

① 由于 MRCP 的成像原理不依赖于注射造影剂,它所反映的是胆、胰管的静态情况,无法判断梗阻是完全性或不完全性,即使十二指肠部分显影也不能说明壶腹括约肌是否通畅,这为诊断胆管远端狭窄和壶腹括约肌功能不全带来困难。

② 对胆管远端小结石的显影效果不佳,但有时借助于扫描的冠状面成像能明确诊断。

③ 对壶腹周围肿瘤虽能根据占位形态提供初步的定性诊断,但由于 MRCP 常规扫描的胰腺显影效果不佳,因此明确的诊断有时还需依赖于 CT 检查。

④ MRCP 不能代替 PTC 的可同时行胆道引流作用和

ERCP 的可同时行 EST、取石等治疗作用。

MRCP 检查能代替
胆道直接造影吗

根据前述关于 MRCP 的 4 个主要缺点，MRCP 不能彻底地取代直接胆道造影的作用，但可以用作除 B 超外首选的影像学诊断方法。在无法彻底达到诊断目的的情况下，再进一步进行直接胆道造影。

MRCP 检查有哪些禁忌证

一般来说，MRCP 是无创伤的检查方法，没有危险性。但是，由于整个检查过程是将病人置于强大的磁场中间，因此要求病人身上没有金属物件。病人戴的手表、项链等都要求在检查前自行除去。如果病人体内留有弹片等金属异物、装有胆道金属支架、人工心脏起搏器、人工股骨头等装置无法卸除，不能进行磁共振检查。

什么是放射性核素肝胆显像检查

放射性核素肝胆显像扫描是将放射性核素（核素）注射入人体内后，由肝脏摄取并排泄入胆道、继而进肠道，从而使整个胆道系统显影。这一检查方法最早始于 20 世纪 50 年代，当时用 [131] I 标记的玫瑰红作为显示剂，目前主要用^{99m}Tc-HIDA。放射性核素肝胆显像能显示肝脏排泄造影剂功能正常与否、整个胆道系统通畅与否、胆囊有无功能、胆管是否存在狭窄和扩张以及初步显示狭窄的性质,但它不是胆道系统的常规诊断方法,常需与其他方法配合使用。病人在检查前 2 小时应禁食并静脉注射^{99m}Tc-HIDA,并于注射后 5 分钟、10 分钟、15 分钟、20 分钟、30 分钟、60 分钟、90 分钟、120 分钟、180 分钟用 γ 照相机拍片,检查肝脏摄取和清除显示剂以及胆道引流显示剂的功能。有胆道梗阻时,检查时间要适当延长。

放射性核素肝胆显像 检查有哪些优点

放射性核素肝胆显像检查是比较方便、准确的无创伤检查方法,整个过程无须介入,痛苦小、并发症少。虽然这是一种排泄性的造影方法,但是其受肝功能的影响较小。它能显示肝脏功能和胆道系统的通畅情况,并且对肝脏细胞摄取和胆道系统排泄放射性核素的过程作动态的观察,同时得到肝脏和胆道系统的平面图像,为诊断提供客观依据。

放射性核素肝胆扫描 对人体有害吗

放射性核素衰变过程中放出的射线对人体有辐射作

用,可造成一定的损害。那么,放射性核素肝胆扫描是否对人体有害呢? 其实,该项检查所用的放射性核素剂量很小,而且放射性核素的半衰期很短,很快失去放出射线的能力,进入肠道后不会再吸收。因此,该项检查还是安全的。

放射性核素肝胆显像 扫描对诊断有何价值

尽管不把放射性核素肝胆检查作为首选方法,但是在下列疾病中还是有一定的诊断价值,尤其是和其他检查配合使用时:a. 急、慢性胆囊炎,胆囊结石;b. 良、恶性胆道梗阻;c. 胆道损伤、胆漏;d. 先天性胆管囊肿;e. 胆道术后复查,胆道多次术后其他检查发生困难时更为适应。临床上更常用来检查胆道通畅与否、胆汁排空是否正常。

纤维胆道镜对 胆石症诊断有何意义

纤维胆道镜是应用光导纤维技术制造的软性胆道镜,为胆道外科常用的诊疗器械。在胆石症的诊断方面有很多显像方法,如 X 线(口服、静脉胆道造影;直接胆道造影)、放射性核素肝胆显像、B 超、CT、MRCP 等,但均各有其优势和不足。最主要的是,各种成像技术有伪像的可能。例如胆道造影时不易区分结石和空气以及血块;CT、MRCP 容易遗漏结石的存在等。而纤维胆道镜的优势在于能直接进入胆道系统,在直视下观察胆道内有无结石、狭窄、肿块以及胆道黏膜有无水肿、充血等,必要时,通过胆道镜的潜道置入活检钳,钳夹活组织做病理学检查,诊断的正确率高,并能通过碎石、取石对胆石症起到治疗作用。尤其是手术中经切开的胆管行胆道镜检查可以及时发现结石,避免术后残余结石,其效果优于术中造影;对于术后残余结石可以经 T 管窦道插入胆道镜进行检查和取石,避免二次手术。

<h2 style="text-align:center">纤维胆道镜对其他
胆道疾病有何治疗作用</h2>

除了胆石症外,胆道镜还可以用于治疗其他胆道疾病:

① 各种因素导致的良性胆管狭窄:胆管狭窄一直是胆道外科较难处理的问题,可由结石、反复炎症引起,也可由于胆漏、胆管损伤后反复炎症所导致,外科手术不仅要承担很大的风险,而且有时较难获得满意的效果,有一定的再狭窄率和结石复发率。应用胆道镜可由 PTCD 或 T 管窦道途径介入,反复逐渐地扩张狭窄的胆管段,并放置相应直径的内支架以保持胆管通畅。

② 晚期胆管肿瘤:由于肿瘤已属晚期而无法根治,而胆管梗阻引起的黄疸及其相关症状严重影响病人的生活质量,并能导致肝功能衰竭、加速病情恶化。对这种病人,可以行外科手术引流胆汁,但是由于病人全身情况差、很难耐受手术,因此手术风险较大。此时,以胆道镜介入治疗常可获得满意的疗效,一般可以经由 PTCD 途径在胆道镜直视

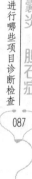

下扩张狭窄并放置支架,也可同时对肿瘤进行直接的激光烧灼、抗肿瘤药物的灌注以及内放疗等,起到肿瘤减负、缓解症状、改善生活质量和延长生命的作用。

③ 经胆道镜直视下取胆道异物、蛔虫等,可减少盲目钳夹对胆管壁的损伤。

做纤维胆道镜检查有危险吗

纤维胆道镜介入诊断和治疗也有一定的危险性。首先,和介入途径有关。如果经由 PTCD 窦道途径,可能有出血、胆漏、气胸、感染等危险;经由 T 管窦道途径,可能由于操作时机过早、窦道尚未完全牢固或操作不当造成窦道穿孔。其次,在胆道内由于黏膜反复炎症、溃疡形成,可能会导致胆管出血,这种情况尤其容易发生在取石过程中擦伤胆管壁,有时甚至出现胆管穿孔。另外,操作中需要不断地用生理盐水冲洗以保证胆管充盈、视野清晰,如果滴注速度过快、压力过高可引起恶心呕吐,少数会出现腹泻。

什么叫子母镜, 对疾病诊治有何作用

子母镜又称纤维胆道子母镜,它分母镜和子镜两部分。母镜为直径较粗的十二指肠镜,母镜的潜道可以容纳子镜。子镜内也有工作潜道,可以放入取石篮、活检钳等器械。应用时将母镜经口插入十二指肠内胆管开口处,然后子镜经

母镜中的潜道经乳头直接插入胆管。如同胆道镜一样，子镜可以诊断胆道结石、行肿瘤活检等，更能循导引钢丝进入胆管行局部碎石和溶石治疗。在急性胆囊炎、胰腺炎发作时还可置引流管引流胆汁。

什么叫经皮经肝胆道镜，有何应用价值

如前所述，经皮经肝胆道镜是指胆道镜循着经扩张的PTCD 窦道进入胆道系统进行诊治的一种方法。主要应用于未经手术的、无 T 管窦道的病人，为这类病人提供了一条非手术介入的途径。它可用于肝内胆管结石病人的诊治，在胆道镜直视下行碎石、取石，也可对狭窄的胆管进行扩张、支撑引流及放置支架。对于胆道肿瘤病人，可以做到术前明确诊断、引流以及晚期病人的局部放、化疗和内支架放置。该技术具有较高的临床应用价值。

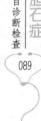

胆囊炎、胆石症病人

应掌握

哪些基础医学知识

姓名 Name _____ 性别 Sex ___ 年龄 Age _____

住址 Address _____

电话 Tel _____

住院号 Hospitalization Number _____

X 线号 X-ray Number _____

CT 或 MRI 号 CT or MRI Number _____

药物过敏史 History of Drug Allergy _____

胆道是由哪些组织组成的

　　胆道是将肝脏分泌的胆汁输送到十二指肠的管道,它由胆管和胆囊组成(图1)。广义地说,十二指肠乳头、十二指肠壶腹(奥狄氏)括约肌、乏特壶腹也属于胆道的组成部分。胆管由肝细胞间微小的裂隙毛细胆管逐渐汇合成各级小胆管,最终形成左、右肝管,再汇合为肝总管。肝总管与胆囊管汇合形成胆总管,胆总管最后通过十二指肠(乏特)壶腹开口于十二指肠。胆囊是浓缩胆汁和储存胆汁的"水库",属胆道的一部分。

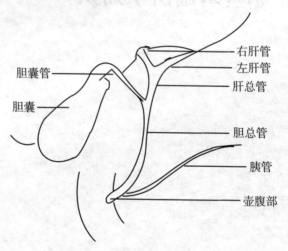

　　右肝管
　　左肝管
　　肝总管
胆囊管
胆囊
　　胆总管
　　胰管
　　壶腹部

图1　胆道的组成

　　胆管可根据结构分为肝内胆管与肝外胆管,临床上常以左、右肝管汇合点为分界,汇合点以上称为肝内胆管,汇合点以下称为肝外胆管。

胆囊在人体的哪个部位

　　正常情况下，胆囊位于左右肝叶交界处的下方，附着于肝脏脏面的胆囊窝。它在体表的投影位于右肋弓下方与锁骨中线的相交点，或者说位于右肋弓与乳头到脐孔连接线的相交点（图2）。胆囊急性发炎时此点常有固定压痛，故临床上把此点称为胆囊点。然而胆囊位置异常时有发生，如肝肿大、肝下垂时，胆囊随肝下缘的下移而下移。这种情况下，胆囊一旦发炎，其压痛点也下移至右侧腹部，甚至下移至麦氏点，可误诊为急性阑尾炎。

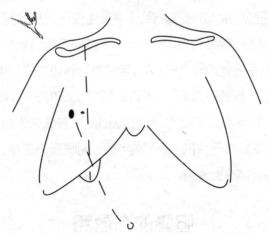

图2　胆囊体表投影

胆囊有哪些功能

　　胆囊的功能主要有：a.储存和浓缩胆汁。在不进食时，肝脏分泌的胆汁大多流入胆囊，并由黏膜吸收其中的水分和无机盐，从而使之浓缩便于储存。据记载，正常胆囊可将肝脏分泌的胆汁浓缩达 10 倍。b. 收缩排胆功能。在进食后尤其是进食油腻食物后在体内激素作用下，胆囊可出现较大幅度的收缩，排出其内 50%~70%胆汁，从而使食糜与胆汁混合，帮助食物尤其是脂肪消化吸收。c. 分泌功能。胆囊黏膜可分泌黏液，有保护胆囊黏膜的作用。

胆囊的大小变化
说明什么问题

平时，正常人的胆囊容量也会发生变化，进食时胆囊收缩排出胆汁，容量约为 15 毫升。空腹时胆囊容量可达 90 毫升，这主要是胆汁排出、储存与进食之间协调的结果。有胆囊炎、胆囊结石的病人，尤其是经常发作的病人，胆囊由于反复的炎症，组织萎缩，容积越来越小，并失去收缩能力，最后变成包裹石头的一层纤维组织，彻底丧失功能。医学上称为萎缩性胆囊炎。

胆囊的充盈和
排空有哪些规律

胆囊的充盈和排空主要与进食有关，由神经和内分泌系统控制。空腹时，胆总管下端括约肌处于收缩状态。当肝脏分泌的胆汁进入胆总管使胆管内压慢慢升高，超过 5

厘米水柱时胆汁即进入胆囊,并浓缩和储存。当胆囊内压提高到与胆管内压平衡(10 厘米水柱)时,胆汁开始停止流动。进食后迷走神经兴奋及十二指肠黏膜释放胆囊收缩素,两者共同促使胆囊收缩,使胆囊内压最高可过 25 厘米水柱,此时囊内压大大超过胆管内压和十二指肠内压(5 厘米水柱)。同时,胆总管下端括约肌松弛,胆汁由胆囊经胆总管排入肠道。

胆囊切除对人体有影响吗

总体上说,切除胆囊对人体并没有很大的影响。正常情况下,进食脂类食物后,胆囊收缩排出胆汁与食物充分混合以利于脂类的消化吸收。切除胆囊后,胆汁失去了储存的场所,肝脏分泌的胆汁可随时排入肠道。虽然进食时肝细胞可随反射增加些胆汁分泌,但总的来说,胆汁的排泄与进食脂类食物的配合较以前差。因此,术后一段时间部分病人进食脂类后可能会出现腹泻,但随着胆管的扩张等代偿功能,消化功能一般可恢复正常。

胆管会起什么作用

胆管是运输胆汁的通道。肝总管和胆囊管汇合处以上的胆管主要让肝脏分泌的胆汁流入胆囊,胆总管主要负责将胆囊胆汁排入肠道。

胆汁是怎样生成的

胆汁主要由肝细胞和胆管分泌,其主要成分一部分是肝细胞从血流中摄取的,另一些是肝细胞从血中摄取原料后在肝细胞内的合成代谢产物,前者如脂肪酸,后者如胆固醇、胆汁酸等。排入胆道后胆管上皮再分泌一些无机盐类,共同组成胆汁。

胆汁有哪些生理作用

胆汁的作用有两个。a. 帮助消化吸收脂类食物及脂溶性维生素。它可以使脂类物质的分子变小,易于被脂肪酶消化并经肠道黏膜吸收。b. 是向体外排泄各种肝脏产生的代谢产物,如胆色素、药物、异物。其中某些成分过去认为是单纯的机体代谢产物,但研究发现,这些成分(如胆汁酸)排入肠道后,能与肠道细菌产生的内毒素结合,起到"去污剂"样作用。

哪些食物含胆固醇较高

除人们平时所说的肥肉、蛋黄外,还有许多食物富含胆固醇,如螺蛳等软体动物类及墨鱼等海产品类,以及动物内脏等。

胆汁中的胆固醇
是怎样形成结石的

当胆汁中的胆固醇浓度超过了胆汁的溶解能力，会以结晶的形式析出。单个结晶体只有在显微镜下才能看见。晶体会不断聚合，形成肉眼可见的胆固醇结晶，最后像"滚雪球"一样越"滚"越大，形成结石。

胆固醇结石
为什么好发于胆囊

胆囊是用来储存和浓缩胆汁的，胆囊内胆汁胆固醇浓度相对较高，较易析出结晶体。在胆囊收缩时，总会有部分胆汁残留，在残留的胆汁中胆固醇浓度更高，更易形成胆固醇结晶。加上胆囊分泌的一些糖蛋白，会进一步促使胆固醇晶体形成，所以胆固醇结石好发于胆囊。

形成胆固醇结石
还有哪些其他原因

胆固醇在胆汁中以混合微胶粒和囊泡两种形成存在。混合微胶粒由胆固醇、卵磷脂和胆汁酸构成，囊泡由胆固醇和卵磷脂组成，比微胶粒大 10～20 倍。囊泡溶解胆固醇的能力也比微胶粒大。胆盐浓度较低时，胆固醇主要以囊泡形式溶解;胆盐浓度增加时,胆固醇以微胶粒形式溶解。胆汁内胆固醇成分增高或胆汁中胆盐或卵磷脂成分减少引起三者比例失调时,胆固醇从微胶粒中析出,或者使囊泡聚集、增大,析出胆固醇单结晶成核,进而形成胆固醇结石。胆汁中还有许多促成核因子,如糖蛋白、黏蛋白和载体蛋白 A1、A2等抗成核因子。正常情况下,胆汁中的促成核因子、抗成核因子是相互制约而取得平衡的。当成核因子大于抗成核因子时,胆固醇即析出成核,并继续沉淀形成结石。另外,胆囊收缩力减弱,胆汁黏度增高造成胆汁淤滞,胆固醇结晶能在胆囊中滞留足够长的时间也与胆囊结石的形成密切相关。

胃肠外营养的病人为何易发胆囊炎

长期胃肠外营养的病人,也就是长期禁食而靠静脉营养的病人,由于食物不再进入十二指肠和空肠上段,因此胃液、胆汁和胰液的分泌减少,不能刺激肠管内分泌细胞产生足够的细胞囊素(胆囊收缩素)、促胃液素(胃泌素)和促胰液素(胰泌素),造成胆囊收缩功能障碍,引起胆汁淤积,久而久之容易形成胆囊结石和胆囊炎。

肠瘘、回肠切除病人为何易发胆囊结石与胆囊炎

胆汁中的胆固醇是以"微胶粒"或"囊泡"的形式溶解

在胆汁中的,而"微胶粒"和"囊泡"的主要成分是胆汁酸,胆汁酸的量与胆结石的形成关系非常密切。正常情况下,胆汁酸由肝脏分泌到胆汁后排入肠道,在回肠内又大部被重吸收,经门静脉到达肝内,经肝细胞再度分泌到胆汁中。这种循环,称为胆汁酸的肠肝循环。回肠大部切除或回肠瘘的病人,胆汁酸大量流失或无法吸收,胆汁酸池变小,胆汁中胆汁酸比例下降,胆固醇相对增高,因此回肠瘘、回肠大部分切除术后的病人易于并发胆结石和胆囊炎。

哪些人群易患
胆囊胆固醇结石

许多人知道肥胖的人及常高热量、高脂饮食的人易患胆囊胆固醇结石,主要是因为其胆汁中胆固醇浓度高。此外,女性病人远远多于男性,可能与雌激素影响胆囊排空有关。其他的危险因素还有多生育、胆结石家族史、糖尿病、胃切除手术后、长期肠外营养、长期服用降脂药物等。

不吃早餐为何易患胆结石

研究表明,空腹时胆汁的分泌量明显减少,而且胆汁中胆酸盐的分泌也显著减少,而胆固醇的含量不变。加上空腹时间较长,胆囊处于静止的状态,导致胆汁淤积,容易造成胆汁内胆固醇过饱和而析出成石。因此,没有吃早餐习惯的或长期不能进食的病人容易患胆结石。

肝硬化病人为何
胆结石发病率高

在我国,正常人群中胆结石发病率仅为 10%,而肝硬化人群胆结石发病率为 20.6%,且大多数为胆色素结石。究其原因可能有以下几点:a.肝功能受损时,胆汁酸合成减少,总胆汁酸含量降低,容易导致结石的发生。b.肝硬化病人往往合并脾功能亢进,后者能大量破坏红细胞,在肝功能低下时,胆红素在肝内的结合、转运、酯化发生障碍,结果使游离胆红素增加,容易与胆汁中的钙离子结合成胆红素钙沉淀,最后形成胆色素结石。c.肝硬化时,胆囊静脉曲张,胆囊壁增厚,胆囊收缩素与胆囊平滑肌上受体结合减少,胆囊收缩功能减退,胆汁易沉淀形成结石。d.肝硬化时体内胃肠道激素,如胰高血糖素、胰岛素、促胰液素、胆囊收缩素等的含量改变,也有利于结石的形成。

胆结石主要有哪些成分

胆囊结石中胆固醇结石的主要成分是胆固醇,含量大于60%。另外,还含有一定量的胆色素钙。黑色与棕色胆色素结石以胆红素钙为主要成分,前者大多为合成的高分子物质,它们含一定量的糖蛋白。胆管内胆色素结石也以胆红素钙为主要成分,也尚含有一些糖蛋白等其他物质。

胆结石可分哪几种类型

按胆结石所在部位,可分胆囊与胆管结石。按结石的成分,主要有胆固醇结石和胆色素结石(尚有极少数其他结石)。胆囊结石大多为胆固醇结石,胆固醇含量大于60%。除此之外,还有一部分为黑色胆色素结石与棕色胆色素结石。前者与肝硬化、溶血病及慢性乙醇中毒有关,后者主要与胆道感染有关。胆色素结石大多位于胆管内,与胆道梗阻、感染导致的胆红素钙沉积有关。

胆结石为何会
生在不同脏器内

结石部位不同,形成的原因也不同。胆囊内结石大多为胆固醇结石,主要与胆固醇浓度高、胆囊排空能力差及胆囊胆汁中有促进胆固醇晶体形成的成分等因素有关。胆管内结石多为胆色素结石,主要与梗阻和感染有关。一般来说,胆道梗阻及感染互为因果,不断恶化,如梗阻部位在肝内胆管,可形成肝内胆管结石。

为什么女性易患胆囊结石

胆囊结石病人以女性为多的原因目前尚无定论。一般认为,女性体内的雌激素可增加胆汁内胆固醇分泌,降低卵磷脂及胆汁的分泌,使胆固醇相对浓度升高。另外,雌激素还可降低胆囊动力,使胆汁淤滞于胆囊内,提供了胆结石形成的场所。

胆石症会遗传吗

临床上,常会发现一家人祖父孙三代都患胆结石,也有整个家族患胆结石。确实,有相当一部分胆石症会有家族性发病的情况。原因是:第一,可能是同一家族成员内饮食习惯、膳食结构相同。长期摄入高动物脂肪、高蛋白质和精制碳水化合物的食物,胆固醇结石的发病率高。第二,遗传因素:临床流行病学调查表明,胆结石发病率存在国家、种族和民族的巨大差异。凡有印第安族基因的人群,其胆结石发病率高。美国印第安人在25～34岁的年龄段,胆结石的患病率大于70%,是世界上胆结石发病率最高的人群。以单卵双胎为对象的研究支持胆结石病人的亲属中发生胆结石的危险性增高,提示遗传因素在胆石症发生中的作用。另外,胆石症和糖尿病、高血脂、肥胖等因素也有明显的关系,这些因素都具有遗传背景。

什么叫自然排石

胆囊结石形成后有一定的自然排石率,文献报道为1%～2%。其主要途径有两条。一是小结石在胆囊收缩时经胆囊管、胆总管、壶腹括约肌进入十二指肠。在排石过程中可以引起胆绞痛,如果结石嵌顿于胆总管下端,引起黄疸甚至胰腺炎,即所谓胆源性胰腺炎。当然,十分小的结石在排石过程中也可以没有症状。另一条途径是反复发作的胆囊结石与肠道形成内瘘,结石经胆肠内瘘排出,这是一种病理性排石途径。总之,胆囊结石自然排石率很低,且靠自然排尽结石几乎是不可能的。胆囊结石大都是多发的,只要形成胆石条件存在,结石还会再生。

胆囊结石与胆囊癌有关联吗

临床上,观察到大部分胆囊癌合并有胆囊结石。据报道,国外胆囊癌合并有结石者占70%~98%,国内为50%~96%,两者有密切的关系。胆囊结石癌变的主要机制是结石的机械性刺激可导致胆囊黏膜慢性损伤。其次,色素型结石可能含有较高浓度的致癌物质,长期刺激胆囊黏膜,会引起胆囊黏膜上皮细胞突变,进而导致癌变。胆石中的梭状芽孢杆菌可使胆酸转化为去氧胆酸和石胆酸,后者有致癌作用。但是胆囊结石的长期慢性刺激,是否一定能诱发胆囊癌,尚未得到充分的证明。目前只能说胆石可使胆囊癌的发病率升高。据流行病学统计显示,胆囊结石病人的胆囊癌发生率为1%~5%。

胆管结石会致癌吗

胆管癌与结石的关系不如胆囊癌密切。胆管癌合并胆

管结石者,国内报道为 16.9%,国外为 20%~57%。胆管
长时间受到结石的刺激,胆管壁发生糜烂及溃疡形成,继而
上皮再生,各种类型的上皮增生性改变和组织转化(化生)
可能与胆管癌的发生有关。

哪些细菌会引起胆道感染

引起胆道感染的细菌主要是革兰阴性杆菌,最常见的
是大肠埃希菌,其次是梭状芽孢杆菌、产气杆菌、沙门杆菌
(如伤寒杆菌)和肠球菌等。这是由于这些细菌对胆汁有
相当的耐受性,而葡萄球菌、溶血性链球菌等不易在胆汁中
生长,这些细菌在胆道感染中比较少见。

细菌是怎样进入
胆道引发胆道感染

正常人的肠道细菌可微量地进入门静脉,随门脉进入
肝脏后由肝细胞把它排入胆道。正常胆汁内带有微量细
菌,不过在胆道无梗阻情况下,这些细菌很快随胆汁排入十
二指肠,不会在胆道内繁殖致病。一旦胆道存在梗阻,这些
细菌就可繁殖致病。

细菌进入胆道引起胆道感染的另一个途径是肠道细菌
逆行进入胆道,壶腹括约肌切开成形术后,壶腹括约肌功能
不全,胆肠内瘘病人或曾接受过胆肠内引流者都可能发生。
正常人的肠内容物有壶腹括约肌阻挡,一般不可能进入

胆道。

全身性感染时,有时细菌可经血行进入胆道,如肠伤寒病时胆汁中可培养出伤寒杆菌,少数胆囊炎可由伤寒杆菌引起。

胆石症与胆道
感染有什么关系

胆石症与胆道感染是互为因果关系。胆结石梗阻于胆道引起胆汁淤积,加上其对胆道黏膜上皮的机械损伤作用,容易引起胆道继发性细菌感染,胆道感染又是胆石的形成因素之一。胆道感染时,胆汁中的细菌可产生 β-葡萄糖醛酸苷酶,它可以使结合胆红素水解为未结合胆红素,后者与胆汁中的金属离子,主要是钙离子结合产生胆红素钙沉淀,进而形成结石。另外,死亡的寄生虫、细菌的残骸感染后的坏死脱落细胞也为胆结石的形成提供结石核心。

什么是胆石症的三级预防

胆结石已经成为世界性的常见病,严重地影响着人们的健康,如何预防胆结石已是人们普遍关心的问题。1987年,在美国召开了首次世界性的胆石病预防会议,提出了胆结石的三级预防概念。所谓一级预防,即对容易发生胆结石的人,在没有形成结石之前着手预防。如 40 岁以上肥胖妇女,食量大、喜吃高脂肪高胆固醇等荤食而蔬菜吃得少的人,多子女妇女,长期服用雌激素避孕药的妇女,这些人比较容易发生胆结石。预防措施注意控制饮食避免高脂餐，要定时进食，增加体力活动，增加纤维素的摄入等。二级预防是对已发现有胆结石但没有症状的人，预防胆结石症状的发生，对已有症状者应及时治疗，预防产生胆囊穿孔、坏死等并发症。三级预防是指已经药物溶石、冲击波碎石等治疗后结石已经消除的人，要积极预防结石复发。

哪些人需重点预防胆石症

胆石形成是多种因素互相牵连、相互转化、错综复杂。凡肥胖、40岁以上、喜高脂饮食、多产妇女、有胆结石家族史、长期肠外营养病人、有胃或肠切除史、有胆道蛔虫史、慢性肝病及脾功能亢进病人都属胆结石高危人群，这些人都是重点防石对象。

什么叫石灰乳胆汁

胆囊胆汁异常混浊呈乳白色者称为石灰乳胆汁，胆汁内含钙量颇高，在X线平片上可显示高密度的胆囊影，平扫CT片即可看到，其CT值较阳性结石低。据报道，石灰乳胆汁病人的胆囊癌发病率较正常人高，有胆囊切除指征。

什么叫瓷瓶样胆囊

瓷瓶样胆囊由胆囊壁钙化所引起，钙化可局限于黏膜或肌层,也可两者兼而有之。该病以女性多见,临床多无症状。病因与胆囊管梗阻、胆囊结石有关,与钙代谢无关。肉眼可见胆囊黏膜呈斑点状,肌层可见坏死和纤维化。腹部平片上几乎所有病人可显示胆囊的轮廓,该病癌变率高达22%。一旦确诊应进行胆囊切除。

胆囊切除后结石会长在胆管内吗

胆囊内生的是胆固醇结石,胆管内生的是胆色素结石,胆固醇结石与胆色素的病因是不同的。胆囊结石病人切除胆囊后,胆固醇结石已失去了生石的场所,一般不会复发。胆管结石病人手术方法与胆囊结石不同,手术只能将胆管切开,把结石取出,不能把胆管切除。由于产生结石的病因和场所没有去除,胆管结石较易复发。胆囊切除不增添胆色素(胆管)结石的成石因素,不会因此使结石在胆管内复发。

什么叫胆道复发结石

胆道复发结石是指胆道结石经药物、物理或手术方法治疗后证实已无结石残留,一段时间后胆道内再生的结石。如胆囊结石经口服溶石、震波碎石后结石消失,但过一段时间后B超检查又发现结石。

一般来讲,胆囊结石复发的可能性很大,5年复发率达50%以上,肝内胆管结石的复发率也较高。这是由于致石

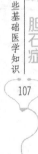

的因素仍然存在的关系。

胆道残余结石是怎么一回事

胆道残余结石是指胆道手术后未能取尽原有的结石、残留于胆道的结石。结石可以残留在胆道内的任何部位,最多见于肝内胆管结石和胆总管多发性结石。胆囊结石残留,主要是由于胆囊管残留过长,其管内残留有结石所致。有人报道,胆道残留结石发生率平均为22%,其中肝内胆管残余结石发生率为37%左右,肝外胆管残余结石发生率为6%左右。

胆道残余结石和
复发结石有何不同

胆道残余结石主要是指胆道手术后原有的结石未能全部清除而残留于胆道的结石;胆道复发结石是指经药物、机械碎石取石或手术治疗结石完全清除后,胆道再生的结石。由于结石形成的最短期限尚不十分明确,同时目前的检查方法尚不能显示所有残余结石,因此理论上区别残余结石和复发结石虽然非常明确,但有时在区别每一个实际病例时是困难的。

为什么会发生胆道残余结石

发生胆道残余结石的原因有三:a. 结石生在肝内胆管

内或胆总管远端,这些部位比较隐蔽,看不见摸不到,即使采用术中胆道造影或术中胆道镜检查,有时仍可被漏诊。b. 有时结石嵌顿在胆管里,摸得到取不出。肝内胆管结石的残留主要是由于解剖因素所致,取石钳、胆道镜一般不能进入三级肝内胆管,肝内二级、三级胆管内的结石手术时很难取尽。这些结石一般只能通过加压冲洗使结石随水流滑出来,通过仔细耐心的反复冲洗可减少结石的残留。c. 有时明知胆道尚有结石未曾取尽,但因病情危重不可能延长手术时间,只能暂时先解决紧急问题,彻底清除留待病情好转后再进行。

为避免残余结石的发生,肝内胆管结石伴肝萎缩时可行肝叶或肝段切除。为避免胆总管下段的残余结石,可将胆道探条放入胆道,并游离十二指肠和胰头部,沿探条仔细触摸,胆总管远端的结石往往可被发现。

胆石症与大肠癌有关系吗

根据近 20 年的流行病学及实验研究认为,胆囊结石病人的大肠癌发病率比较高,原因可能是胆囊结石与大肠癌存在共同的致病因素。高脂、高蛋白、低纤维素饮食既是大肠癌的成因之一,也是胆囊结石的成因之一。

低纤维素饮食可延长肠内容物在肠道的停留时间,增加细菌降解一级胆汁酸为二级胆汁酸,后者对大肠黏膜有致癌作用。另外,游离脂肪酸对大肠上皮有损伤作用,而高胆固醇在细菌作用下生成的类固醇也是肿瘤促进因子。

也有学者认为，胆囊切除后，结肠癌发生的危险性增高，而且发生部位以右半结肠为多，女性发生率高于男性。这可能是由于胆囊切除后胆盐池中二级胆汁酸的含量或比例升高，而二级胆汁酸具有致癌或协同致癌作用。由于近端结肠中二级胆汁酸的含量或比例升高，且右半结肠对二级胆汁酸的吸收大于左半结肠，故胆囊切除术后结肠癌好发部位在右半结肠。但也有学者对胆囊切除后易发生结肠癌持相反意见。对胆囊切除与大肠癌的关系还需作进一步研究。

胆囊十二指肠瘘、胆囊结肠瘘是怎么一回事

胆囊十二指肠瘘、胆囊结肠瘘常常是胆囊结石的并发症之一。胆囊结石梗阻于胆囊颈部或胆囊管引起急性胆囊炎时，胆囊充血、水肿、张力高，周围的大网膜、结肠、十二指肠包裹在胆囊周围。此时如不及时手术解除梗阻，或因胆囊内压力越来越高，使胆囊壁坏疽、穿孔；或因结石长期压迫胆囊壁引起局部血供障碍而溃破。如溃破前胆囊已与其外面包裹的十二指肠或结肠紧密粘连，有可能直接破入肠道，形成内瘘。此时胆囊内的积液、积脓即可由溃破口流入十二指肠或结肠，高张力的胆囊得到引流，有时囊内的结石也可经瘘道排出。这样急性胆囊炎的症状可得到暂时的缓解。

什么叫胆石性肠梗阻

　　胆石性肠梗阻多为较大胆结石通过胆肠内瘘,直接排入肠道后,造成肠道梗阻。结石引起的肠梗阻除结石巨大造成的机械梗阻因素外,结石刺激肠壁引起肠痉挛往往也是造成梗阻的原因之一。如果胆石直径小于2厘米多可经肠道排出;如果结石过大,不能经肛门排出,就会引起机械性肠梗阻。该病多见于老年人,梗阻部位以十二指肠与回肠末端多见。胆石性肠梗阻占肠梗阻总数的1%~3%。

胆囊炎、胆石症病人应掌握哪些基础医学知识

医生对**胆囊炎、胆石症**
病人会进行
哪些诊断治疗

姓名 Name _____ 性别 Sex _____ 年龄 Age _____

住址 Address _____

电话 Tel _____

住院号 Hospitalization Number _____

X 线号 X-ray Number _____

CT 或 MRI 号 CT or MRI Number _____

药物过敏史 History of Drug Allergy _____

一、治疗原则

胆道病人应怎样选择治病的医院

每个医院有各自特色和专长,综合性三级医院医疗力量比较强,技术全面,设备先进,能胜任复杂疑难疾病的诊治,但费用较贵,就诊人员多,比较拥挤。二级和一级医院虽规模较小,技术和设备不如三级医院,但对一般常见疾病也有很好的诊疗水平,有些医院还有诸如胆道方面的特色专长,且费用相对便宜,就诊人员也较少。有胆道疾病的病人选择哪家医院,根据病员的病情轻重、病变复杂程度、个人要求和经济状况等具体情况而定。

① 根据病情轻重和疾病疑难程度:有些胆道疾病起病凶险、发展很快、病人情况危急,这时不要讲究一定去哪个医院,应就近去有抢救能力的医院,否则可能会造成时间延误。对于那些经基层医院多次就诊尚不能明确诊断的疑难疾病,应及时去综合性三级医院或专科医院就诊。对于胆囊炎、胆囊结石、胆总管结石等胆道常见疾病,无须过分讲究去哪类医院,病人可根据自己的经济条件和就医方便的原则,选择就诊医院。

② 根据检查诊断的需要：有的胆道疾病需要做一些特殊的检查，如 ERCP、PTC、MRCP、胆道镜等，这需要去有这种检查设备和有技术力量的医院。

③ 根据治疗的需要：有的胆道疾病术后带有 T 管或 U 管，需作介入放射取石、胆道镜检查取石或定期药物冲洗，这就要去有上述治疗手段的医院治疗。

④ 术后复发病例：原来做过胆道手术又复发的病人，除非原医疗单位技术条件不够，否则应尽量回原来手术的医院治疗。因为原来医院有该病人过去治疗的详细病史，对于手术情况也比较熟悉，有利于进一步诊治。

患了胆囊结石症应怎样治疗

得了胆囊结石以后，病人中往往有不同的对待方式：在饮食方面，有的病人百无禁忌，有的却是见到一点点油腻食物如临大敌；在药物治疗上，有的病人病急乱投医，向其他病人打听灵丹妙药，别人介绍什么就吃什么，有的则是顺其自然。每一种疾病有其自然规律，治疗也应当遵循这种规律，人云亦云、过分夸大某一种药物的作用往往会使治疗陷于困境，并且给病人带来困惑。一般来讲，对于无症状的胆囊结石病人，暂时无须给予特殊的治疗，但是要适当控制饮食中的油腻；对于有症状的胆囊结石病人，提倡择期手术治疗，病人可以根据医生的建议选择开腹或腹腔镜胆囊切除术；对那些由于种种原因，暂时还不能接受手术治疗的病人，在控制高脂饮食的同时可以口服一些消炎利胆的中成药制剂,但是这些制剂只能起到缓解症状的作用,无法根治疾病。如果发作胆绞痛或急性胆囊炎,应当即时就诊,在医生的指导下行保守治疗或急诊手术。行保守治疗的病人在症状得到控制后,应争取早日行择期手术,以防止再次发生类似情况,甚至发生更严重的并发症。

慢性胆囊炎治疗 应遵循哪些原则

对于症状较轻的大多数慢性胆囊炎病人,常可用药物治疗,使症状消失并可使以后发作次数减少及症状减轻。对合并有慢性胰腺炎、慢性肝病、胃及十二指肠炎等疾病者,胆囊切除后症状很可能仍不能消除,在药物治疗慢性胆囊炎的同时,治疗这些合并病。有些症状较重的慢性胆囊炎病人原有手术指征,但因伴有严重心血管疾病或其他内脏疾病,估计不能耐受手术,可暂先用药物治疗,同时积极治疗伴发病,等伴发症好转后再手术。对于症状较重,反复急性发作,慢性胆囊炎已有严重并发症,如胆囊十二指肠瘘、胰腺炎、胆石性肠梗阻或严重影响病人生活和工作,可考虑手术切除胆囊。

患了胆囊结石 需要手术治疗吗

胆囊结石以临床症状分为症状性胆囊结石和无症状性胆囊结石。后者的概念指病人从未发生过胆绞痛、急性胆囊炎,仅仅在体格检查时偶然经 B 超检查发现的结石病人;反之,为症状性胆囊结石。对于症状性胆囊结石,提倡手术治疗,非手术治疗疗效较差,结石复发率高,而且保留病变的胆囊经反复炎症后还有癌变的可能。对于无症状的胆囊结石,除定期 B 超复查外,一般认为暂时无须特殊处理,一旦出现症状再行手术也来得及。这样,一部分终身无症状的病人可以避免手术之苦。但是,有下列情况的部分无症状胆囊结石的病人应当考虑手术治疗:a. 胆囊结石直径大于 2 厘米,癌变危险较高;b. 合并胆囊息肉样病变不能排除癌变者;c. 胆囊萎缩、钙化,或 X 线检查显示瓷样胆囊者;d. 糖尿病病人(一旦出现急性胆道感染很难控制,急诊手术的术后并发症发生率较高);e. 工作环境处于无充分医疗条件的,如飞行员、海员、野外工作者等;f. 在施行其他上腹部手术时。

急性胆囊炎治疗有哪些原则

病人就诊时,若病程较短、症状较轻,尤其是在急性胆囊炎的病因尚不清楚的情况下,可以先行保守治疗:选择有针对性的抗生素,抑制胆道内需氧菌和厌氧菌的生长;适当应用解痉药缓解胆囊的痉挛。由于病人因腹痛可能已有一段时间没有进食,要注意维持水、电解质的平衡。在进行上述治疗的同时,还要时时注意病人的病情变化。如果经保守治疗无明显好转甚至出现病情恶化,应及时手术。

大多数情况下,可以行胆囊切除术切除病变的胆囊,去除感染病灶。但是,如果胆囊周围炎症粘连、解剖困难,或者病人全身情况很差不能耐受手术时,可以先行胆囊造瘘术,取出结石,胆囊内置管引流。待病人炎症得到控制后,再择期行二次手术以切除胆囊。

另外,少数病人条件较差,但是病情较重、保守治疗又无效时,可以经皮经肝胆囊穿刺置管引流以缓解症状,同时应用大剂量的抗生素控制感染。待感染控制后,再进行胆囊切除术。若到时仍无法耐受手术,可以经原引流管行窦道扩张后用纤维胆道镜胆囊取石或溶石。

胆道梗阻、胆道感染治疗有哪些原则

胆道梗阻、胆道感染是一种紧急情况,严重时威胁病人生命。解除胆道梗阻是首要的治疗原则,只有解除胆道梗阻才能使病情向好的方面转化。临床上应根据病人的具体情况,积极抢救,不能延误治疗时机。全身治疗的目的是改善病人的全身情况,为手术治疗作准备。手术治疗的目的是解除梗阻,引流胆道,应选择简单的手术方法。尤其是病人发生中毒性休克时,手术更应简单,达到引流梗阻胆汁的目的即可,彻底手术可待二期再做。

治疗老年人胆道疾病需注意些什么

老年人对病理反应迟钝,抵抗力较差,往往来就诊时病情已较重,所以要特别警惕。治疗老年人胆道疾病要注意:a. 手术时机的选择:原则上急性期以非手术控制症状,然后择期手术。如经保守治疗症状不改善,争取 72 小时内手术,年龄本身并不是胆道手术的绝对禁忌证。b. 手术方式的选择:急诊手术要求简单、快速、减压,病情好转后再彻底手术。c. 术前准备:老年人并发症发生率高,术前要做好各种准备,防止并发症的出现。d. 术后护理:老年人手术后护理也很重要,不能忽视,如定时翻身拍背等,以防止肺部感染、褥疮等并发症。

心脏病病人患了胆囊结石、胆囊炎能开刀吗

　　心脏病病人反复发作胆囊炎、胆囊结石,原则上要尽早开刀,但应根据心脏病病情和胆道病发作的严重程度和紧急与否而定。如有高血压、冠心病,术前请内科积极准备,2周内不发生心绞痛,心电图正常,心功能代偿正常,方可进行手术。对于不稳定型心绞痛、特别危险的冠状动脉病变,最好先作冠状动脉搭桥术,严重心动过缓者可先安装起搏器后再手术。对于要换瓣膜的心脏病病人,因心脏手术后要长期抗凝,将影响胆囊切除术,故应先切除患病的胆囊,然后再做心脏手术。

　　临床上要注意的是有些所谓的心脏病是由胆道疾病引起的。因胆道疾患使胆汁淤积,胆道压力升高致肝细胞受损,导致心肌抑制因子的产生,引起心肌缺血,出现胆心综

合征。这种心脏病一般在处理好胆道疾病后,常能自行缓解。

糖尿病病人患了
胆道结石怎么办

　　糖尿病病人机体免疫功能受影响,容易感染且感染不易控制。糖尿病人生了胆道结石,如反复发作应尽早在控制糖尿病的情况下进行手术,切除胆囊,清除胆道结石。一般术前要控制血糖达 9 毫摩/升左右,尿糖达" ＋",术后监测血糖、尿糖及酮体,补液中加入适量降糖药物,并注意感染等并发症的防治。

孕妇胆石症急性发作怎么办

　　妊娠期胆石症、胆囊炎发作,其治疗较一般人困难。非手术治疗的中草药多数有泻下作用,可引起子宫收缩,甚至引起早产、流产。麻醉、手术创伤等也可能影响胎儿,所以胆石症病人最好及早治疗为好。发作早期及时到医院就诊,多数尚可行保守疗法(抗感染,使用对胎儿影响小的抗生素)而获成功,文献报道成功率达 90％,这些病人可在产后再行手术治疗。对胆绞痛反复发作、急性胆囊炎、梗阻性黄疸、胆源性胰腺炎、腹膜炎等仍应早期手术。在妊娠早期,手术损伤、刺激易引起流产、死胎;中期妊娠胎儿器官发生已完全,子宫不太大,手术不受干扰,自发性流产的危险性也小,此期为最佳手术时机。据报道,妊娠期腹腔镜胆囊切除术,是一种安全有效的手术方法。妊娠晚期胎儿发育容易受影响,且手术暴露、操作也较困难,手术创伤较大,应尽可能避免手术。

高血压胆石症病人治疗需注意些什么

高血压病人的血管硬化,对炎症的代偿能力低下,胆囊结石、胆囊炎易发展成坏疽、穿孔。治疗时要较多地考虑手术。

手术前血压应控制在其基础血压的 70% 左右,血压太高会增加心脏负担,进一步导致心肌缺血、心肌梗死、心律失常,甚至引起心源性死亡。血压降得太低,可使冠状动脉灌流不足,影响心肌供血。另外,术后需常规心电监护、吸氧,让病人自控镇痛,可显著减少心血管并发症。

二、药物治疗

有胆道疾病病史的病人可以自己买药治疗吗

　　胆道疾病如胆囊炎、胆石症有反复发作的特点。俗话说久病成良医,许多罹患胆道疾病的病人,在长期的患病过程中对自己的病有了一定程度的认识,积累了一些治疗疾病的方法。如果病情不严重,附近又没有医院可就诊,自己到药房买药进行治疗也是可行的。胆石症发病常用的药有:a. 解痉止痛类药物如颠茄合剂、阿托品片、654 -2 片,以缓解疼痛。b. 抗菌消炎药物,如头孢氨苄、头孢拉定胶囊,每次口服 0. 25 ~ 0. 5 克,每日 4 次。c. 利胆药如胆酸钠片,每次口服 0. 2 克 ,每日 3 次;消炎利胆片,每次口服 6 片,每日 3 次;金胆片或胆宁片,每次口服 5 片,每日 2 ~ 3 次;胆石通胶囊,每次口服 4 ~ 6 粒,每日 3 次。胆石症病人家中最好常备些上述药物。

　　如果服药后症状不缓解,或出现寒战、高热(体温大于38. 5℃)、黄疸等,应及时去医院治疗。

治疗利胆药有哪几类

　　利胆药分为水催胆剂和胆汁分泌促进剂。前者主要促进胆汁的水分泌，使胆汁稀释，有利于胆汁的排出，如去氧胆酸、胆酸钠、利胆酸和舒胆灵等；后者促进胆汁固体成分的分泌，可以改善肝功能和降低血胆固醇的作用，如利胆醇、胆维他、舒胆通等。另外，还有些排胆药物通过使胆囊收缩和壶腹括约肌舒张，促进胆汁排出，如硫酸镁和胆通等。一些胆酸类溶石药也有一定的利胆作用，我国的一些中药制剂也有很好的促进胆汁分泌和排出的功效。

胆石症胆道感染
有哪些常用解痉药

胆石症胆道感染常用的解痉药有阿托品类解痉药和硫酸镁。阿托品类有阿托品、654－2等，主要通过抗胆碱能作用抑制迷走神经，使胆囊平滑肌和乳头括约肌松弛。硫酸镁直接作用于壶腹括约肌，使其松弛以利胆汁流通，从而缓解症状。据研究，中药理气药，如木香、元胡等大都有抑制迷走神经、解痉止痛、放松壶腹括约肌的作用。

胆道感染用哪些
抗菌药物疗效好

从抗生素在胆汁中的浓度出发，氨苄青霉素、先锋霉素等在胆汁中的浓度较血清浓度更高，青霉素 G、红霉素在胆汁中的浓度也很高；而磺胺药、氯霉素、链霉素、卡那霉素和庆大霉素等在胆汁中的浓度较低（仅为血清浓度的

25%~50%)。

胆道感染主要是革兰阴性杆菌,胆道感染时使用对革兰阴性细菌的氨苄青霉素和广谱先锋霉素类抗生素类药物效果更好些。

重症胆道感染时,胆管内压增高,抗生药物难以进入胆道,用药的目的是针对菌血症、败血症,所以在重症胆管炎时选用抗生素时可较少考虑它在胆汁里的浓度。

患了胆绞痛可服用 吗啡类止痛剂吗

一般来说,胆绞痛不能用吗啡类止痛剂,这是因为吗啡类止痛药可使壶腹括约肌痉挛,加重胆道梗阻,使胆道压力升高,可能使病情加重。如果一定要用,需与阿托品类解痉剂合用。另一方面,止痛剂是治标不治本,吗啡类止痛药效较强,应用后临床症状缓解,可遮盖病情的发展,病家以为痛已治愈不再就医,甚至个别医生也以为病人病情已有好转,不再查清疼痛原因积极治本,这样会延误治疗。吗啡类止痛剂不可轻易应用,尤其诊断尚未明确者禁忌应用,以免造成假象。

哪种病人适宜用溶石疗法

溶石疗法是用溶石药剂使胆囊或胆管的结石溶解。胆囊结石的溶石治疗包括口服药溶石和接触灌注溶石两大类,主要根据结石的特点决定选用哪一种方式。

口服溶石主要治疗胆囊的胆固醇结石,对胆囊内的色素性结石和含钙量高的结石溶石治疗效果差。口服溶石剂经胃肠道吸收后,经肝细胞将其排入胆汁,然后在胆囊内随胆汁浓缩而浓缩,达到一定浓度后发挥其溶石作用。如胆囊功能丧失,药物无法浓缩,在胆汁内浓度低起不到溶石作用。溶石疗法适用于胆囊功能好的病人。另外,一旦结石经治疗后体积缩小,还需胆囊的收缩将之排入肠道。对胆囊功能差的病人应考虑到排石困难以及复发率高的情况,应尽量避免选用这一疗法。在开始治疗前确定胆石的性质和胆囊的功能极为重要。根据治疗的经验,下述病人适用于口服溶石治疗:a.透X线的胆固醇结石。b.立位时漂浮于胆囊上部的结石。c.胆囊的浓缩及收缩功能良好。d.胆石直径小于1.5厘米。

什么是灌注溶石
它有危险吗

灌注溶石有经皮经肝胆囊或胆管穿刺置管灌注溶石和经手术后造瘘管或T形管灌注溶石,虽然灌注溶石可直接使溶石剂和结石接触,迅速有效地溶解结石,但是由于目前应用的溶剂有高度的潜在危险,易产生一些严重的并发症,而且即使结石全溶后,复发率也很高,加之经皮经肝胆囊或胆管置管术是一项创伤性技术,可能发生出血、气胸、胆漏等并发症。随着腹腔镜胆囊切除术的兴起,大大限制了灌注溶石疗法在临床上的应用，现几近消失。

溶石疗法会出现
哪些不良反应

溶石疗法分为口服溶石和灌注溶石两大类，均有不良反应。口服溶石疗法的不良反应主要有腹泻、血清转氨酶活性增加、血脂增高等；灌注溶石疗法的不良反应主要是腹痛、恶心呕吐、腹泻、高热、胰腺炎、胆道感染以及全身中毒症状，胃和十二指肠黏膜糜烂溃疡等。

哪些病人不适宜用溶石治疗

结石易引起并发症，因此患有胰腺炎、梗阻性黄疸、化脓性胆管炎者以及孕妇与严重肝病病人，不适合应用溶石疗法。

用溶石药治疗有哪些疗效

溶石药分为口服溶石药和局部应用的溶石药（灌注溶石药）。口服溶石药又分为胆汁酸制剂和非胆汁酸制剂。临床上常用的胆汁酸制剂为鹅去氧胆酸（chenodeoxycholic acid，CDCA）与熊去氧胆酸（ursodeoxycholic acid，UDCA）。

非胆汁酸制剂主要有 Rowachol 和中药。

局部应用的溶石药（灌注溶石药）主要有甲基叔丁醚、乙基叔丁醚、单辛酸甘油酯、右旋宁烯、橘油复方乳剂等。

中医中药治疗
胆石病有哪些疗效

祖国医学的长期实践,为中药治疗积累了丰富的经验。在胆石病的治疗中,中医中药占有一席之地。祖国医学经过历代医家的发展,汉张仲景著《伤寒论》创立了急性热病六经为纲的辨证论治,又在《金匮要略》中,阐述脏腑经络,创立了辨证论治的规范。华佗精于外科,深通经络学说,长于针灸疗法,对祖国中医药的发展作出了杰出的贡献。中医中药主要是通过辨证论治,脏腑经络学说运用中草药疗法、针刺疗法、耳压耳穴疗法、耳背放血综合疗法,推按运经仪、敷散、磁疗以及中西医结合总攻排石疗法来治疗胆石病的。

胆石症中医辨证有哪些类型

胆石症包括急、慢性胆囊炎,胆囊结石,急、慢性胆管炎,胆总管结石,肝胆管结石,急性梗阻性化脓性胆管炎等。胆结石静止期(相当于慢性胆道感染)根据中医辨证可分气郁与肝阴不足两型。胆结石发作期一般可区分为蕴热、湿热、热毒(脓毒)3 个不同阶段。

中草药治疗胆石症
有哪些原则

根据中医理论及中草药的药理作用,祖国医学对胆石症的治则是：

① 辨证论治，审证立方：中医诊治疾病的理论核心是通过望、问、闻、切四诊，对病人的病情和疾病的性质作出分析，审定疾病的证候，辨证施治。中医辨证用药的原则是按照理法方药，审证而治。

② 区别主次，分清标本：在疾病的发生、发展过程中善于抓住主要矛盾，区别病症的缓急，处理好"抓住主证，照顾兼证"、"急则治其标，缓则治其本"等辩证关系。一般说来，病因为本，病状为标，久病为本，新病为标，先病为本，后病为标。

③ 扶正祛邪，跨期用药：在中医治疗胆石病的过程中，时时注意病情的变化，正确处理扶正与祛邪的关系。

中草药治疗胆石症的
药理作用是什么

中草药治疗胆石症的药理作用主要是中医药抗感染、排石和溶石、防石。对于抗感染，中草药主要药理作用是以清热解毒为主，重用攻里通下法，及早加用活血化瘀之剂，重视扶正固本。这些药均有解毒、抑制厌氧菌生长、保肝、增加抗体免疫的作用，增加肠道功能，防止大便不通，有效避免肠源性内毒素吸收，活血化淤，有助于止痛，加速退热及炎症吸收。在排石方面中草药主要是促进排胆功能，促进胆囊收缩以及舒张括约肌，促结石排出。对溶石的药理作用，主要是利用有些中药的直接溶解胆固醇结石的作用以及逆转成石性胆汁成分,疏肝利胆,促进胆石的溶解和排出。

中草药治疗胆石症有哪些单方、验方与经验方

中草药治疗胆石症有下列单方验方:

① 单味金钱草饮:金钱草(以茎叶紫红色者为佳)30克,煎汤服,每日 1 次,需持续半年以上,对泥沙样结石有效。

② 复方金钱草膏:四川大叶金钱草、茵陈、芦根、蒲公英、乌梅、柴胡、白芍、丹皮郁金、木香、香附、陈皮各适量。蜂蜜熬膏,每次 10 毫升,每日 3 次。

③ 利胆片:柴胡、郁金、姜黄、白芍、黄芩、龙胆草、山栀、生大黄、元胡、木香、茵陈、四川大叶金钱草、猪胆汁各适量,制成片剂。每次 6 片,每日 3 次。

④ 代茶饮:四川大叶金钱草、茵陈、芦根、玉米须。以上 4 味酌情选用 1 ~ 4 味,每味 15 ~ 30 克,每天水煎,代茶饮。

⑤ 利胆排石冲剂:每包含龙胆草、茵陈、炒枳各 7.5克、生大黄 2.5 克,其他佐药 15 克,每日 5 包,分 3 次服,连服半年。

⑥ 胆乐胶囊:十八缺、猪胆汁、郁金、山楂组成。每日3 次,每次 4 粒。

⑦ 利胆冲剂:茵陈、山楂、谷麦芽、青陈皮、神曲、香附、

莱菔子、苏梗、川楝子、郁金、枳壳、法夏、皂刺各适量。

⑧ 硝矾胶囊：芒硝、明矾各等分为末，装胶囊中，每服3克，大麦粥随服。

三、其他非手术治疗

∽ 什么叫震波碎石 ∽

　　震波碎石即体外冲击波碎石（extracorporeal shock-wave lithotripsy，ESWL），就是在体外利用机器产生的冲击波把结石打碎后经胆道排出。其原理是碎石机产生冲击波（一种声能波），水是很好的传递介质，它仅吸收非常小的声能，机体软组织的声学阻抗与水相似。冲击波在机体里通过时不会释放能量而引起组织损伤。胆汁和胆石有不同的声学阻抗，在冲击波进出胆石的界面时，进入的冲击波可发生反射，这些反射可产生对抗。冲击波的压力、撕力和剪力作用于其进出的部位可将胆石裂成碎片。

∽ 所有结石都可以 进行碎石治疗吗 ∽

　　胆囊结石、胆管结石和肝内胆管结石都曾使用碎石。对胆管结石和肝内胆管结石，在碎石的同时辅以内镜下括约肌切开取石、器械取石等措施，希望收到更好的效果。

激光碎石治疗胆管结石
是怎么一回事

在经胆道镜、十二指肠镜治疗胆管结石的过程中,经常会碰到结石体积过大或结石嵌顿的情况。除了通过碎石篮进行机械碎石、液电碎石以外,激光碎石也是一种方法。和泌尿道结石采用钬激光不同,胆道结石的治疗多采用双频激光。双频激光对黏膜的损伤较小,即使不小心直接打在胆管壁也不会有明显的损伤。当然,对于坚硬的结石,激光碎石作用也有一定的局限性。但是,对于绝大多数的胆道结石来说,它不失为一种好的选择。

排石疗法有哪些指征

排石疗法是选用药物或针灸、推拿、按摩等方法使胆囊或胆道结石经胆总管下端,排入十二指肠的方法。适应证大致可归纳为以下几类:a. 胆总管结石直径在 1 厘米左右,胆管下端无器质性狭窄者。b. 肝管或肝内胆管多发小结石。c. 手术后肝胆管残余结石。d. 较小的(直径小于 0.5 厘米)胆囊结石,胆囊排空功能较好者。

中医药还有哪些
常用治疗方法

中医中药治疗胆石症除了吃药、针刺外,还有耳压疗法、耳背放血综合疗法、推按运经仪（此疗法是在总结中医针灸排石的基础上，运用传统中医经络学说，采用按摩手法和肝胆经络穴位刺激原理，配合运经仪产生的程控生物电波刺激，而达到利胆排石作用）、按摩、磁疗、穴位针灸等方法。

怎样用针刺治疗胆石症

常用针刺疗法有毫针疗法、耳针疗法、打刺疗法和电针疗法等。其适应证和使用方法，以胆囊炎和胆石症为例作简单介绍。

① 毫针疗法：疏肝利胆，清热利湿，取足少阳、足厥阴、足阳明经穴位为主；针用泻法，可取阳陵泉、太冲、期门、日月、足三里、肝俞、胆俞等穴。四肢穴位每次选 2～3 穴，深刺，留针 30～60 分钟，每 15 分钟加强 1 次，每天 1～2 次。

② 耳针疗法：取 1 耳神门、交感、肝、胆、皮质下等穴，每次选 2～3 穴，强刺激，留针 30 分钟，每天 1 次。或用耳穴压丸法，两耳可交替使用，治胆石症应嘱病人于餐后 15 分钟，手压耳穴 20～30 分钟。

③ 打刺疗法：取胆俞、肝俞、第 9～12 胸椎的夹脊穴，用七里针打刺，中等刺激，刺之微出血为度。隔天 1 次。

④ 电针疗法：用毫针刺入穴位，取穴同前，待针感明显后，接通电针仪，调节至能耐受的强度下，留针 30 分钟，每日 1～2 次。

耳穴粘贴是怎么一回事

　　耳穴粘贴是治疗胆石症的一种中医疗法。中医理论认为,人的耳郭有与人的五脏相对应的穴位。对这些穴位的刺激可通过经络传导刺激相应脏器,达到强身治病的作用。耳穴粘贴在肝、胆、胃、神门等穴,通过按压刺激这些相应穴位,起到舒肝利胆、理气止痛的作用,从而促进胆汁疏泄直至排石。只有符合以下 3 个条件,才可采用耳穴粘贴排石:a. 结石不宜过大(直径不大于 0.5 厘米)、过多(只限数粒);b. 胆囊管和胆总管末端无狭窄;c. 胆囊收缩功能良好。否则,有可能造成结石无法排出,加重病情,造成严重后果。

　　治疗方法:将中药王不留行子或磁珠用胶布粘贴于两耳的肝、胆、神门、交感等穴位,每天按摩 2～3 次,每次按摩10～20 分钟,10 天为 1 个疗程。可重复多次疗程,在治疗过程中可用一些利胆排石药物,以增加排石功效。另外,定期做 B 超检查,了解结石的动态变化。如出现剧烈腹痛,甚至高热、黄疸,应立即到医院急诊治疗。对于治疗 3 个疗程无效者,应中止治疗。

胆道疾病可以用推拿治疗吗

　　推拿是医生通过手法所产生的外力在病人体表特定的部位或穴位上做功。这种功在体内转换成各种能,向人体某一系统器官传入信号,起到调整脏腑功能的治疗作用。

① 用于胆道疾病引起的胆绞痛:推拿可通过反射抑制胆囊收缩,减少胆汁分泌来缓解疼痛。常采用穴位推拿,取足三里、阳陵泉、胆囊穴、合谷、内关等,可选1~3个穴位。

② 用于胆道蛔虫、胆石症等:胆道蛔虫时可叩击胸骨中、下缘,自上而下,叩击1~2分钟,以助于止痛和排出蛔虫,可重复使用;对胆石症,主要用于胆囊结石嵌顿于颈部的早期,或胆管远端结石阻塞的早期。胆囊结石嵌顿时病人处于右侧位或俯卧位,叩击前下胸或左腹背部,叩击时间为1~2分钟,可重复使用。总胆管结石阻塞可处俯卧头低位,叩击右下前胸部,叩击时间1~2分钟,可重复使用。

病人距医院较远,当地医院条件差,或外出办事或旅游等,一时找不到医院,可用推拿治疗。也可在药物治疗的同时,应用推拿治疗,增强疗效。

四、传统外科手术

胆囊切除后会影响病人的劳动力吗

胆囊属人体的消化器官,在正常情况下具有储藏胆汁、及时排出胆汁帮助脂肪消化吸收的生理功能。若胆囊有病变或正常功能丧失,胆囊切除前已失去它的生理作用,切除无作用的胆囊对人体没有严重的影响。而且手术后胆总管可代偿性扩张,部分代替胆囊的功能。一般手术后2~3月内少食油腻事物,以后正常饮食,对劳动力基本没有影响。

胆绞痛发作期可以开刀吗

胆绞痛急性发作期胆道充血水肿、与周围组织粘连、解剖关系不清,如此时手术并发症发生率会大大增高,故胆石症诊断明确有手术指征者以择期手术为宜。但胆绞痛发作期是否行手术治疗主要取决于胆道本身的病情及病人的全身情况。如胆道病情经积极的非手术治疗仍不见好转或进一步加重者,应该手术治疗。如病人有发热、黄疸伴休克等重症急性胆管炎症状,病情严重,不手术病死率很高,此时非但要开刀,而且要尽快地做好术前准备,急诊手术引流。但如病人的全身体况差,有严重的心、肺、肝、肾伴发病、对手术耐受性差的病人,应考虑尽量采用非手术治疗并治疗伴发病,待伴发病病情稳定后再择期手术。

手术治疗胆囊结石为什么要把胆囊切掉

大多数病人想保留胆囊,主要是考虑到切除胆囊以后会不会影响到消化功能。胆囊的主要功能是浓缩、储存和排空胆汁,切除胆囊后,这些功能会逐渐部分地为其他机体所代偿,对消化功能的影响较小。其次,从胆囊结石的发病原因来看,结石之所以形成,除了由于肝脏产生过饱和的胆汁外,胆囊收缩功能下降也起了相当重要的作用。慢性胆囊炎、反复的胆绞痛和急性炎症发作破坏了胆囊的结构和功能,加上手术切开遗留的瘢痕组织进一步影响了胆囊的收缩排空功能,手术缝线更为成石创造了条件,使得保留胆囊的手术具有相当高的结石复发率,而且还有癌变的危险。总之,为了保留一个没有功能的胆囊而承担上述风险的做法是不可取的。

为什么有些急诊手术不把胆囊切除而是做胆囊造瘘

所保留胆囊目前还处在研究阶段,但是为什么有时做急诊手术时行胆囊造瘘而不作切除呢？这主要视手术当时的情况而定。如果病人有反复发作史、发病时间较长，手术中发现胆囊周围炎症粘连严重，解剖结构不清楚，为了避免胆道及被黏脏器的损伤，可以暂时先行胆囊切开取石、胆囊造瘘以解除梗阻、消退炎症、缓解症状，待此次发作结束、水肿消退后（一般在首次手术以后6~8周左右），再行第二次手术切除病变的胆囊。有时在急诊情况下，尽管炎症不是很严重，但是病人的全身情况很差，估计不能承受切除手术，也可暂行胆囊切开取石、造瘘。待症状缓解、炎症控制后，积极地调整全身情况，治疗、控制病人原有的疾病（高血压、心脑血管病、糖尿病等）。待情况好转、符合手术条件，可以择期行第二次手术切除胆囊。

胆囊造瘘后症状已缓解，造瘘管可以拔除吗

胆囊造瘘使症状缓解后，造瘘管是否能拔除？什么时候能拔？这主要根据以下情况：a. 引流管周围的窦道是否已经牢固地形成；b. 胆囊管和胆总管出口是否已经通畅。行胆囊造瘘术后，腹痛、发热等症状一般很快就能缓解，但是造瘘管一般需要放置2周以上。这主要是因为该术式是将一根造瘘管的一端放入胆囊，另一端引出体外以引流胆汁。如果术后症状一缓解就拔除造瘘管，引流管周围的窦道尚未形成，将导致胆汁直接漏入腹腔造成胆汁性腹膜炎，出现腹痛、发热等症状，需要再次手术引流，带来不必要的

痛苦。保留 1 周左右，在引流管的周围会形成一个纤维组织形成的窦道紧紧地包裹着引流管直通腹壁，2 周左右窦道即变得坚固牢靠，拔除引流管以后虽然沿着窦道仍有少量胆汁漏出体外，但大部胆汁已能循其正常途径经胆管流入肠道，不会再漏到腹腔里造成胆汁性腹膜炎了。拔管后窦道多于 1~2 天后自行关闭愈合。另外，在拔除造瘘管前应先经造瘘管注入造影剂摄 X 线片，即做一次经造瘘管胆道造影，检查胆囊管、胆总管出口是否通畅。若存在结石、狭窄或肿瘤梗阻者，造瘘管不可拔除，否则窦道将胆漏不止，一旦关闭又将出现症状。

胆囊切除手术
为什么要置胃管

胆囊手术以前常规要放置胃管，其目的主要有两个：

① 利于手术暴露：尽管手术以前病人曾禁食一段时间，但胃内仍有气体和液体积聚，尤其是全身麻醉过程中人工通气会使胃更加胀气。在解剖上，胃和胆囊紧邻，胃胀气会影响胆囊的暴露和手术的操作。因此，术前置胃管、术中抽吸使胃排空可以很好地解决这一问题。

② 预防术后胃扩张、误吸：手术以后消化道功能不能立即恢复，更有少数病人会发生急性胃扩张，留置胃管可以缓解腹胀的症状。

另外，全身麻醉后在病人尚未完全清醒时行持续的胃管吸引，可以有效地防止胃内容物返流误吸入气管。

胆道疾病围手术期
要用抗生素吗

大部分胆道疾病均伴有胆道炎症。若不是急性感染期的胆囊结石，手术前可不用抗生素，术后可用少量抗生素预防感染；对于急性感染病人，围手术期要用抗生素治疗，胆道中的细菌主要是革兰阴性杆菌，可选用抗革兰阴性杆菌药物，临床上常用的有氨苄青霉素、丁胺卡那以及第二代、三代的头孢菌素。

胆道手术采取
哪种麻醉形式为好

无论是硬膜外麻醉（半身麻醉）还是气静麻醉（全身麻醉），都能用于胆道手术。一般地讲，前者相对比较简单易行，后者较复杂，特别是需要气管插管，在一般基层医院麻醉科多选择前者。全身麻醉的优点在于肌肉松弛效果较好，手术暴露充分，给手术操作创造了良好的条件。而且全身麻醉能很好地控制调节病人的呼吸循环系统的正常运作，及时应付手术当中的突发事件，不会造成组织（尤其是心脏）缺氧，因而较为安全，适合较复杂的胆道手术。有些病人担心经过全身麻醉以后会影响脑部的功能，这是完全没有必要担心的。现在的麻醉药物已较前有较大的进步。总之，无论是全麻还是半麻，完全取决于病人的条件、手术的类型、医生的经验以及当时的技术条件。只要麻醉医生和手术医生密切配合，均能很好地完成手术。

小切口胆囊切除有哪些优点

对胆囊结石、息肉样病变的病人术前行 B 超检查确定胆囊的位置后，在胆囊的体表投影处做一小于 5 厘米的小切口，用特殊的照明和手术器械在肉眼直视下行胆囊切除术称小切口胆囊切除术。它具有手术切口小、痛苦较传统的胆囊切除术少、术后恢复较快等优点，病人乐意接受。

有些胆道病人
为什么需要多次手术

临床上，有些病人经受数次甚至十几次手术。其原因大致有以下几点：a. 有些胆道疾病就诊时病情十分严重，非手术不可，但是限于当时的条件往往只能作非常简单的手术（如胆囊造瘘或单纯的胆管切开引流），待病情稳定后，再作彻底的二期手术；b. 胆道存在畸形，胆管存在狭窄，这些原因未得到恰当处理，胆汁未能流畅，尽管手术取出结石，一段时间以后结石又要复发，结果造成再次手术；c. 胆道结石合并肝硬化、门脉高压，致使肝门区内的血管增粗、增多，手术中极易出现大出血。在这种情况下，一般先治疗肝硬化，待减低门静脉高压后再行胆道手术，这样也造成了多次的手术；d. 少数病例由于首次手术中考虑不周，或限于当时当地条件,手术不够完善;e.胆结石清除后若干时间也可能会复发。

胆石症胆道感染
何时手术为好

所谓急症手术,是指在短时间内迅速手术。应分清病情轻重缓急,进行必要的准备。如发生腹腔内大出血休克,要争分夺秒地进行紧急手术。

早期手术是指手术时间虽然可以选择,但有一定限度,不宜过久延迟,应该在这一段时间内尽可能做好充分准备。

择期手术措施手术的迟早不致影响疗效,应当做到充分的手术前准备,安排手术。

胆石症胆道感染,一般经保守治疗,待症状控制后再择期手术。如是重症胆管炎、梗阻性化脓性胆管炎,应立即进行胆管引流手术,否则有生命危险。

什么叫胆道内引流手术

将胆汁引流到体外称为外引流;如将胆汁引流到胃肠道称为内引流。胆道内引流手术主要用于胆道梗阻或部分梗阻。通畅的胆肠内引流可以防治胆汁淤积引起的阻塞性黄疸,减少胆道结石的复发,降低胆道感染的发生率。正常胆道出口处有壶腹括约肌相对狭窄部,胆道手术后残余结石和复发结石往往嵌顿于此造成症状复发。胆道内引流手术后出口部不再有此狭窄，肝内外手术后残余的泥沙样结石和复发结石有可能排入肠道，避免胆管炎复发。胆汁引流到肠道可以防止胆汁的丢失，造成的人体水、电解质的紊乱和脂肪消化功能不良等并发症，这是胆道内引流优于外引流的主要方面。

什么叫胆总管
十二指肠吻合术

胆总管十二指肠吻合术是指胆总管和十二指肠之间做吻合手术（图3），将胆汁引流到十二指肠。这种手术是胆肠内引流手术中操作简易、创伤小、手术时间短、近期效果好的一种方法。对年老体弱的病人尤为适用。这种手术的缺点是术后肠道内的食物和肠液容易返流到胆总管造成的逆行性胆道感染。另外，吻合口远端的胆总管形成一段盲

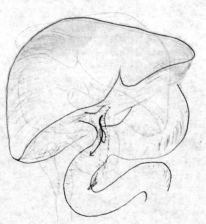

图3　胆总管十二指肠吻合术

端,容易堆积由肝胆管落下的胆石和返流的食物残渣,造成上腹部不适,细菌感染后可引起反复发作的胆管炎。

什么叫胆管空肠
Roux-Y 吻合术

胆管空肠 Roux-Y 吻合术是指近段空肠切断后,将远端空肠与胆管作胆肠吻合,近端空肠在胆肠吻合口下 30~60 厘米处与远端空肠作肠肠端侧吻合的手术(图4)。胆管空肠 Roux-Y 吻合术,1893 年由 Cesa Roux 首先创用于胃肠道重建。此术可防止十二指肠液返流入胃,后被移植于胆道重建,同样为防止肠液流入胆道。因吻合完成后的肠道形如英文字母"Y",故得名。根据胆肠连接方式的不同,可分为胆肠侧侧吻合、胆肠端侧吻合、胆肠端端吻合、胆肠侧端吻合等不同亚型。另外,有些医生将失去功能的肠襻加长,将空肠盲

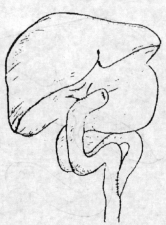

图4 胆管空肠 Roux-Y 吻合术

端埋于皮下,为术后胆道复发结石创造一条便利的介入取石通道。此法称皮下盲襻胆管空肠 Roux –Y 吻合术。

胆肠 Roux-Y 吻合术有哪些优缺点

胆肠 Roux-Y 吻合术的优点是空肠游动性大,可与肝内、外任何部位的胆道吻合而保持吻合口无张力。其次,在肝内外胆管广泛狭窄剖开后,可将空肠与胆道作侧侧吻合,使空肠成为狭窄胆道的前壁,从而使狭窄部分得以扩大,即所谓的胆肠盆式吻合。另外,胆肠 Roux-Y 吻合有一段较长的空肠被旷置,减少了肠内容物返流到胆管引起的所谓"返流性胆管炎"。这种手术的缺点是手术操作较为复杂,手术花费时间长,增加了手术的危险性,尤其是老年及对手术耐受性差的病人。

如采用侧侧吻合方式,在吻合口远端的胆道形成一段盲端,容易堆积胆石和食物残渣而造成胆管炎的反复发作,故手术中最好将胆管切断将远侧断端关闭,近侧胆管与空肠做端端或端侧吻合。其缺点是:术后胆汁不再进入十二指肠中和肠内的胃酸,使十二指肠溃疡发生率增高,而且由于胆汁不能及时和食物混合,使脂肪类食物的消化受到影响。

什么叫间置空肠胆管十二指肠吻合术(JICD)

间置空肠胆管十二指肠吻合术是指将一段带血管带的

空肠近端与胆管吻合,远端与十二指肠吻合,使胆汁从胆管,经间置空肠引流到十二指肠的手术(图5)。这一手术是1969年Grassi首次设计并实施的,其优点有:a. 胆汁直接引流到十二指肠,更符合生理情况。b. 近侧空肠与肝内、肝门、肝外胆管均可作吻合,吻合口无张力。c. 胆汁进入十二指肠可中和胃酸,降低溃疡的发生率。d. 胆流未改道,有利于正常的消化功能。其缺点是手术操作复杂,手术花费时间长。

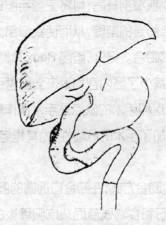

图5　间置空肠胆管十二指肠吻合术

什么叫皮下盲襻? 它有哪些作用

皮下盲襻是指在胆肠吻合术中,将吻合口近侧的空肠盲端置于皮下,并置钛夹标记。这样,术后可以通过X线透视下找到盲端并穿刺进行胆管造影,了解有无残余结石、吻合口是否通畅等。一旦发现结石或狭窄,可以切开盲襻用特殊器械或胆道镜直接到达吻合口或其近端的胆管进行取石或行吻合口的扩张。皮下盲襻一般用于肝内胆管结石的手术，或其他预计有残余结石或结石复发可能的胆道手术。

胆肠内引流术后
对病人生活有哪些影响

胆肠内引流手术以后，解决了胆汁的出路问题，胆汁可以通过宽大的胆肠吻合口进入肠道，一般情况下不会有很大影响。但是，部分病人可能出现消化道内容物返流入胆道而引起胆管炎，病人主诉多为右上腹疼痛不适等，少数会出现高热。另外，胆管空肠吻合术后，由于胆汁不再进入十二指肠，没有了胆汁中和胃酸的作用，可使十二指肠溃疡的发病率升高。

十二指肠壶腹括约肌
切开术有什么优缺点

壶腹括约肌切开术有经腹经十二指肠壶腹括约肌切开或纤维十二指肠镜壶腹括约肌切开，后者在临床上应用更加普遍。该术式的优点是：a. 胆汁引流符合生理；b. 对病人的创伤小，更适用于手术耐受性差的、年老的、合并心、肺、肾、脑等疾病的壶腹部嵌顿性结石，或壶腹括约肌狭窄的病人；c. 急性化脓性胆管炎行鼻胆管引流时加做壶腹括约肌切开，可改善胆汁引流，增加排石机会，能较快地缓解病情;d. 壶腹括约肌切开后小结石能自行排出,排石率可达85％~95％。其缺点是有一定的并发症,如切开处出血、急性胰腺炎、胆管炎、胆管穿孔等,发生率7％~8％。如切开不够完全,远期容易再狭窄;如切开过长,容易造成十二指肠穿孔。另外,切开后十二指肠内容物容易返流入胆管,引起返流性胆管炎。

什么叫 Longmire 手术

Longmire 手术是胆管空肠 Roux-Y 吻合术的一种改变,它是将 Roux-Y 手术中与肝外胆管吻合的排外空肠襻改为与肝内胆管吻合的手术(图6)。这是由 Longmire 首先报道而得名的。它主要适用于肝内胆管结石致肝门部狭窄,而肝门部解剖无法找到扩张胆管病例和肝门部肿瘤造成肿瘤近侧胆管难以显露的病例。本术成功的关键是找到扩张的肝内胆管。术前影像学检查可有助于肝内胆管的解

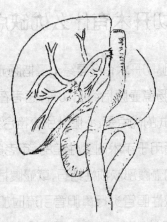

图6 Longmire 手术

剖找寻,必要时可切除肝脏边缘部分的肝组织,一般切除左肝外侧叶的部分肝组织后扩张的左肝内胆管即可显露。由于本术后胆汁引流的方向和胆汁自然流动方向相反,左右肝胆管间没有交通枝,一侧肝胆管与空肠吻合不能解决对侧肝胆管的引流。该术式的引流效果尚不满意,是其他内引流不能成功时才采用该术式。

胆石症手术有时 为何需切除肝脏

胆石症如发生在肝内,由于梗阻导致肝内胆管炎反复发作,感染造成肝组织损害,损害严重不可恢复时需要切除病肝。以下情况需要切除部分肝脏:a.纤维化和萎缩的肝叶、肝段成为病灶,造成肝胆管炎反复发作。b.肝内胆管狭窄难以解除。c.肝内胆管结石伴肝脓肿者。d.肝内胆管结石、胆管炎伴胆道出血者。e.先天性局限性肝内胆管囊性扩张伴结石者。f.肝内胆管结石合并胆管癌者。

手术后止痛泵是怎么一回事

止痛泵是手术后辅助止痛的装置。手术时病人通常不会感到疼痛,这是因为打了麻醉的缘故。如硬膜外麻醉(俗称半身麻醉),手术前在背后硬脊膜下置入一根很细的导管,手术中间定时地注入麻醉药物使病人的脊神经暂时麻痹,这样不会感到疼痛。手术结束后,如不再继续注药,会慢慢恢复痛觉。这时如果用一个特定的装置——自动推注泵以恒定的速度向导管内推注微量的药物,能起到延长痛觉恢复时间的作用。病人在术后一段时间内不会感到特别疼痛,这就是通常所说的镇痛泵。

病人使用止痛泵会有怎样的疗效

镇痛泵主要有两种:一种是硬膜外镇痛(如前所述),主要通过微泵持续向硬膜外腔内给药以阻滞神经;另一种是静脉镇痛,通过微泵持续向静脉内注入微量的麻药产生镇痛效果。这两种镇痛泵以前者较为常用,它的危险性和并发症发生率相对较低,即更安全些。硬膜外腔给药量比较容易控制,即使用药量较大也不会发生不良反应,而静脉给药镇痛的用药范围很小,稍一过量将产生急剧的呼吸、循环改变,如呼吸抑制、循环不稳定、血压剧降等,不及时处理可能产生严重的后果。若用量过少,可能达不到镇痛的效果,最难的是不同的个体往往有较大差异,给用药带来一定的困难。

手术后心率过速怎么办

术后心率过速,首先是由于血容量不足。如为急诊手术,术前本身血容量不足。如为择期手术,术中出血较多,未及时纠正血容量或术后有出血,这些都可引起血容量不足,导致心率过速。此时须观察病人是否有出冷汗、皮肤温度情况、尿量及中心静脉压,如血容量不足诊断明确,应及时补充血容量。其次考虑是否心脏本身疾病引起心率过速,尤其是老年病人。原有冠心病史,手术本身的应激或是补液速度过快均可导致心率过速,此时须用强心利尿药予以纠正。另外,高热、快速房颤、心肌梗死等均可引起心率加快,应及时对症处理。肺水肿低氧血症,也可引起心率过速。应术后监测动脉血气,及时处理,必要时用呼吸机支持。

手术后呼吸急促是何原因

手术后呼吸急促常见原因:a.肺源性:胆道手术是上腹部手术,病人怕疼不愿咳痰,易引起吸入性肺炎。一般情况下,术后呼吸急促是由于手术后病人痰没有及时咳出,造成肺部感染。应让病人半卧位、鼓励咳痰,及时应用雾化剂稀释化痰。对于老年原有慢支病人术前最好戒烟,尤其应注意咳痰,同时给予消炎药抗感染。如病人呼吸窘迫,血中二氧化碳分压升高、氧分压下降时,只能用呼吸机辅助呼吸,以提高氧分压,纠正呼吸衰竭。如摄胸片示胸腔积液、气胸等,应及时给予对症处理。b.心源性:急性心功能不全可表现呼吸急促、不能平卧等,应给予强心利尿对症处理。c.其他:术后肠胀气、腹腔大量积液均可引起横膈抬高,引起呼吸困难,应及时纠正。

手术后血压不平稳怎么办

手术后血压不平稳最常见原因是血容量不足。此时，应密切观察心率、尿量、中心静脉压及皮肤温度，有休克表现者应快速及时扩容。如血压仍不平稳，同时腹腔引流物血性量多或腹腔穿刺血性液应立刻剖腹探查止血。如果中心静脉压升高、心率加快，可能是心脏功能不全，应及时纠正心功能。另外，还应注意纠正酸碱失衡及电解质紊乱等情况。

手术后发生呕吐怎么办

手术后肠胃仍分泌液体，但肠蠕动尚未恢复，吞咽的唾液及上消化道分泌的液体积在胃内，术后可能会引起呕吐，呕吐物往往为胃液。一般术前置胃管，术后通过胃管吸出胃液，可避免术后呕吐。另外，麻醉本身以及某些药物也可以引起术后呕吐，一般术后 1~2 天麻醉药物反应消退，胃肠蠕动功能恢复，呕吐就会改善。如果术后呕吐一周不止，要考虑腹腔内是否有感染，腹膜炎可引起肠麻痹，肠麻痹即是麻痹性肠梗阻，临床症状是呕吐、腹胀。另外，要考虑是否有机械性肠梗阻，手术后首先要考虑肠粘连，必要时可通过腹部摄片来观察是否有梗阻。如摄片示梗阻存在经保守治疗无效，必要时考虑手术治疗。

手术后发生呃逆不止怎么办

膈肌受刺激易引起术后呃逆不止。膈肌受刺激的原因，包括胃扩张、肠麻痹、膈下积液、积脓、胸腔积脓或肺部感染等。要鉴别原因，然后采用不同方法处理。因胃扩张、肠麻痹等引起者取胃肠减压，膈下积液及脓者要引流积液，包括穿刺及手术引流，同时应用抗生素抗感染。

另外，也有部分病人为精神因素引起的呃逆，表现为睡觉时没有呃逆，注意力分散时也没有呃逆，可通过中医针灸得到改善。

手术后发生高热怎么办

手术后发热系机体正常反应。发热高低一般与手术大小有关。手术后高热还与以下原因有关，应针对不同原因给予相应的防治措施。

① 病情本身的影响：如有些病人术前已有高热，如严重胆道感染，甲亢病人如术前准备不充分，术后出现甲亢危象而产生高热等。严重感染应给予有效抗生素，必要时可用激素治疗。对于甲亢危象应采取输注碘剂、肾上腺皮质激素、物理降温等一系列特殊处理。

② 发热反应：输血输液有时可引起发热，这与致热源有关。应立即停止输液并给予激素治疗，必要时可用物理降温。将剩余的液体或血液送细菌培养，以便排除细菌或

真菌污染的可能。

③. 周围环境也可引起发热,尤其是小儿。如果室温较高再加上应用阿托品等药物,病人体温也可升高,应引起注意。

胆道手术后宜采用什么体位

术后病人尚未清醒时,一般置病人于平卧位,头偏向一侧以防清醒前呕吐引起误吸。病人清醒或喉反射开始恢复后,改为半斜坡卧位,并使髋关节屈曲,以减轻对腹部缝合线的张力,同时也利于病人呼吸。这种卧位下,即使腹腔内有积液,也可大多沉积于盆腔底部,以防积于膈下引起难以处理的膈下感染,也便于诊治。

胆道手术后病人何时能开始活动

胆道术后病人清醒后、生命体征稳定即可在床上翻身肢体活动,取半卧位,鼓励深呼吸、咳痰。腹腔镜手术以后10~12小时后即可鼓励下床。如为单纯胆囊手术,第2天可起床活动。如为其他胆道手术,第3天也可下床活动,但需注意保护好腹部的引流管。

胆道手术后排尿困难是何原因

排尿困难可以由以下原因引起,应根据各种原因及时处理。

① 病人不习惯在床上小便：可以扶起病人坐起来排尿，让病人听流水声，以引起条件反射帮助排尿。

② 膀胱原因引起：由于术后应用镇痛泵使膀胱肌肉收缩功能下降。可用促进膀胱肌肉收缩药物或下腹部热敷帮助排尿。

③ 尿道阻塞：老年前列腺肥大病人或有尿道狭窄，必要时导尿留置导尿管。

胆道手术后
什么时候可以进食

腹部手术包括胆道手术时，由于手术时胃肠的刺激以及麻醉药物的影响，术后有一段时间胃肠功能丧失，此时蠕动停顿，内容物不可能向下传输，若饮水或进食势必停潴胃内，到一定数量必将引起恶心呕吐，所以手术后一般需暂时禁食，等待胃肠功能恢复。胃肠功能恢复的临床表现是肠鸣音恢复。胆道术后要注意听取肠鸣音、了解肠功能恢复情况。如单纯胆囊手术，特别是腹腔镜手术，一般肠鸣音恢复较快，第二天基本可开始进流质，以后逐渐改为半流质。如较复杂的胆道手术，由于手术大、时间长、肠鸣音恢复较晚，一般等到肠鸣音恢复或肛门排气后开始进流质，需2～3天。

全身麻醉胆道病人
回病房后需注意些什么

全麻手术结束回病房后，首先要注意病人是否已经完全清醒。在全麻过程中用了一系列中枢麻醉药物，使病人失去知觉，对外界任何刺激均没有反应，并丧失自主的呼吸活动。全麻结束后，自主呼吸恢复并达到一定的标准后，病人才被允许回病房，但是仍有少数病人可能因为药物的后遗作用，回病房时尚没有完全清醒。这时呼吸可能不够充分，易产生低氧血症，严重的可能危及生命。一旦发现这种情况，应当及时给予吸氧、将病人的头侧向一方，防止消化道分泌物被误吸入气道或舌根后坠引起窒息。此外，注意病人是否处于静息状态。如果出现烦躁，应及时请医生处理，以防病人在不清醒的状态下拔除身上的引流管。当病人完全清醒后，将病床的头侧稍抬高 15～30 度。

胆道病人手术后
何时可以起床活动

一般胆道开腹手术后 24 小时，腹腔镜手术后几小时可以起床活动，以利于肠功能尽早恢复，防止肠粘连。尤其老年病人更应尽早活动，以促进呼吸、循环系统恢复正常，防止肺部感染等并发症的出现。对于比较重大的胆道手术病人，不一定马上起床活动，生命体征还需要监护，但可以在床上多做肢体活动，多翻身，加强深呼吸。

胆囊切除术会有哪些并发症

　　胆囊切除术的常见并发症有如下几种：a. 出血：出血有时是因术中结扎胆囊血管的结扎线脱落或钛夹松脱，或是由于病人凝血功能较差，出现术后胆囊床肝面的渗血；尤其是肝硬化门脉高压的病人行胆囊切除术时，由于胆管周围存在大量的曲张血管，术中、术后出血的可能性更大。b. 胆管损伤：是胆囊切除手术当中比较常见也是后果较为严重的并发症。大多发生在胆管畸形、胆囊周围粘连并且解剖困难的病例。一般认为，LC 手术的发生率高于开腹胆囊切除术，一旦发生胆管损伤，如果术中能及时发现处理，预后还是比较好的。c. 血管损伤：由于胆管和肝动脉以及门静脉一起包在一个纤维组织鞘中，彼此相当接近，手术当中不慎或者局部解剖变异，容易损伤。d. 术后胆漏：可能手术当中胆囊管的结扎线或者钛夹（腹腔镜手术）在手术以后脱落造成胆汁漏入腹腔；也可能是由于术中损伤了胆管未及时发现，术后出现胆漏；少数病人是由于切除了胆囊以后，胆囊床处肝面上毛细胆管中有胆汁漏出，这种情况一般能自愈，无须特殊处理。e. 肠管损伤：胆囊炎反复发作的病人十二指肠、横结肠和胆囊可致密粘连，甚至有时会发生内瘘（即胆囊和上述脏器相通），解剖时容易出现肠管损伤。f. 感染：胆道手术属于可能接触细菌的"污染手术"，手术野不是绝对无菌，尤其是急性炎症时的急诊手术，手术野细菌更多,手术后腹腔感染,切口感染的机会较多。

此外,胆囊切除术与腹部其他手术一样,也存在呼吸系统、泌尿系统感染,心血管并发症的可能,尤其年老、体弱、全身状况较差的病人更易发生。

胆囊切除术后
哪些原因会发生黄疸

胆囊切除后发生黄疸的因素很多。术中损伤胆管是最常见的原因。胆囊切除术、尤其是腹腔镜手术常导致高位的胆管损伤。根据损伤的类型有胆管侧壁伤、完全横断伤、被结扎或缝扎等,以及由于胆管血供障碍、胆管壁胆漏等所致的纤维性胆管狭窄等。胆管被完全横断、结扎或缝扎的往往在术后 2~3 天出现黄疸;血供障碍、胆漏时,由于有一个慢性炎症发展过程,胆管逐渐收缩狭窄,黄疸出现时间相对较晚,可在术后数周甚至 1 月以后。因胆囊结石而做胆囊切除术时,术中操作不当,胆囊内小结石可被挤入胆总管,术后发生黄疸。有少数胆囊结石病人胆总管内伴有小结石,术前未被发现,术后恰恰发作引起黄疸。另外,手术后胆囊管的结扎线或钛夹脱掉可以导致大量胆汁流入腹腔,胆汁经腹膜吸收后可出现黄疸,同时还会伴有腹痛、腹胀、发热等症状。还有部分病人由于胆囊和肝面之间可能存在一些毛细胆管,当胆囊被剥离后会发生少量胆汁漏入腹腔,经腹膜吸收后可能会出现轻度黄疸。出现这种情况可以暂行观察,大多可自行缓解。此外,还有一些比较少见的情况,如术前肝功能有轻微异常或肝储备功能不足的病人在麻醉、手术应激等影响下出现术后肝功能不全,临床上可以出现黄疸。这种情况经积极的保肝治疗大多可以痊愈。又如胆囊切除术中输过血,意外地得了传染性肝炎、或者同种血清性黄疸等。

胆道手术后黄疸不退怎么办

胆道手术后黄疸不退可能有以下几个原因:a.梗阻没有解除。可做 ERCP、MRCP 或经"T"管造影或 PTC 明确是否有梗阻。若梗阻,应设法解除。b.肝功能受损。由于病人黄疸时间较久、肝功能受损比较严重,手术创伤、麻醉对机体又加重了打击,经胆管引流手术后黄疸仍不退,甚至还会加深(手术创伤加重肝功能受损)。这种病人应注意保肝治疗。c.术后胆漏。胆汁在腹腔内被吸收,引起黄疸持续不退。应及时引流,并积极治疗胆漏。

胆囊切除术中有哪些情况
需做胆总管切开探查

因胆囊结石而行胆囊切除术的病人中有一部分需要行胆总管切开探查。这些病人包括:a.术前 B 超、CT、直接胆道造影或 MRCP 检查证实有胆管结石的;b.术前有高热、黄疸症状的;c.手术当中摸到胆管结石、肿块的;d.胆总管有坏死或穿孔的;e.胆总管明显增粗的;f.胆总管穿刺有血性、脓性胆汁的；g. 此次发作为胆源性胰腺炎的。

下述几种情况可以先进行经胆囊管术中造影，发现胆管内有结石、异物或新生物的应行胆总管切开探查：a. 过去有黄疸发作史；b. 过去有胆源性胰腺炎发作史；c. 胆总管扩张大于 10 毫米者；d. 胆囊内多发性小结石，且胆囊管较粗者。

胆道手术后为什么
还要放置 T 形引流管

胆总管切开探查后，无论是否清除结石、蛔虫等异物，传统都要放置 T 形管引流。理由是：胆总管切开探查过程中，一般用探条探查出口部，即壶腹括约肌部通畅与否，该处经探条扩张后难免充血水肿，这样造成了术后暂时的胆流不畅，胆总管内压力增高。在胆压增高的情况下，如将胆总管切开口缝合，缝合口有裂开的可能。一旦裂开将发生胆汁性腹膜炎，其后果比较严重。如放置 T 管，胆汁得到引流，胆高压可以缓解，胆总管切开缝合口裂开的机会可大大减少。

胆总管切开属腹部中等大小手术，需要切开胆总管的病人往往又是体质不太好，病人对创伤的愈合力较差，这些病人胆总管切开后如一期缝合，即使不用探条扩张括约肌，仍存在缝合口愈合不良的可能，放置 T 管后比较安全。

胆道探查手术后，常规放置 T 管，可于手术后 2 周左右做 T 管造影，观察有无异常。如发现残留病变，可及时处理补救。如果手术中胆管损伤后行修补的，放置 T 管既起引流作用，更重要的起支撑胆管的作用。T管长期支撑在胆管里可以防止瘢痕收缩引起胆管狭窄。

如果属于壶腹周围（胆道出口周围）晚期肿瘤引起梗阻又无法切除者，在梗阻近侧放置T管可作永久性胆汁外引流以解除梗阻，改善肝功能，延长病人生命。某些胆管癌虽然已无法切除，但能强行将其造成的狭窄段扩张，然后置入T管并将T管的一侧短臂通过强行扩开的胆管，起支撑引流作用，以缓解梗阻症状。

放置T管后病人需注意些什么

放置T管以后，大网膜、肠子会逐渐产生纤维组织包绕T管，自胆管切开处一直延伸至腹壁形成一条窦道，这条窦道的形成和成熟牢固需要一定的时间，一般为2~3周。手术以后早期至关重要的是防止T管脱出。一旦脱出，胆汁将直接漏入腹腔导致胆汁性腹膜炎。一般情况下，病人术后卧床1~2天内，应将T管引流袋固定于床边稍低于身体的地方，并注意翻身时不要牵拉。下床时，可将引流袋用别针别在衣服上避免牵扯。一旦脱落应立即找医生处理，有时及时置入导尿管充分吸引可能会避免再次手术。引流袋应每日更换，要避免污染以防细菌沿引流管感染胆道。带T管出院的病人应当时时注意胆汁的引流量、颜色、有无絮状沉淀或泥沙样沉淀。如有出现，应及时就诊请医生行胆道冲洗。另外，有时根据病情需要，病人的T管需留置相当一段时间甚至终身带管。如果平时每天的引流量很多，严重影响消化功能，可以收集胆汁,消毒后口服或经鼻饲管注入。

T管每天怎样的引流量才算正常

正常生理情况下,人体肝脏每天分泌 800~1 000 毫升的胆汁。在胆道阻塞、胆道内压力上升甚至超出肝脏的分泌压时,胆汁的分泌量明显减少,甚至停止分泌。胆道引流以后,胆道内的压力下降,胆汁的分泌量逐渐恢复,但是不能立即恢复到正常的分泌量,加上手术和麻醉对肝功能的影响,术后 1~2 天的胆汁分泌量在 100~200 毫升。随着胆道压力和手术创伤的逐渐恢复,胆汁的分泌逐渐增多。而由于手术操作造成的壶腹括约肌的水肿尚未恢复,胆汁不能充分地流入十二指肠,通过 T 管的引流量明显增多,术后 3~7 天引流量最多可以达到 500~700 毫升。以后随着水肿的消退,胆汁更多地流入十二指肠,T 管的引流量逐日地减少,一般在300 毫升左右。病情不同,病人之间可能存在一定的差异。

哪些情况会导致 T 管引流量过多或过少

T 管引流量在 1 000 毫升以上,一般认为引流过多,可见于下述情况:a. 胆管远端梗阻(结石、狭窄等);b. 壶腹括约肌切开术后或胆肠吻合术后肠液返流;c. 炎症感染后的渗出增加;d. 肝功能不全。

T管引流在 100 毫升以下，一般认为引流量较少，可见于：a. 括约肌切开后或胆肠吻合口特别通畅，胆汁几乎完全进入肠道；b. 肝功能严重衰竭，肝细胞停止分泌胆汁；c. 重度的休克状态；d. T管部分滑出，此时如另有腹腔引流管，可见腹腔引流管有胆汁流出。

放置的 T 管什么时候能拔除

如前所述，T管周围窦道的形成需要一段时间，需 2～3 周。一般情况下，2 周以上可以拔除 T 管。对于全身情况较差、糖尿病、低蛋白血症病人可适当留置时间长一点，3～4 周左右。当然，任何病人在拔除 T 管以前，首先应保证体温恢复正常、黄疸消退、大便黄色、胆道炎症已经消退，胆汁清且全身情况基本正常。其次应接受 T 管造影检查，以确定胆管内无残余结石、胆管无狭窄、壶腹括约肌无痉挛。若有残余结石，应在术后 6 周左右进行介入取石、直至结石取尽方能拔除 T 管；对于壶腹括约肌痉挛的病人可用温生理盐水低压冲洗，适当的药物治疗放松括约肌，通常均能缓解。胆管狭窄者要鉴别良、恶性，并予以相应治疗。

拔除 T 管后需注意些什么

一般 2 周左右，窦道已成熟，此时拔除 T 管不会引起胆漏。有部分病人营养较差，愈合欠佳，拔除 T 管后应注意有无腹痛、发热。若有，应及时就医。

拔 T 管后，胆汁会顺窦道流出体外，有时漏量较多，此时应注意清洁，湿透的纱布应及时更换，尽量朝左侧卧。一般 1~2 天皮肤上的瘘口可长好。

拔除 T 管后出现腹痛怎么办

拔 T 管后如出现腹痛，首先应区别是拔管时牵拉引起的创口疼痛，还是 T 管窦道不够牢固，拔管后胆汁漏入腹腔内刺激引起的腹膜炎疼痛。前者一般稍事休息后渐渐好转，后者则会逐渐加重。不管怎样，凡拔管后出现腹痛，尤其是疼痛不随时间而减轻反而加剧者，需立即告之医生，请医生加以检查。如检查腹部发现有腹膜炎表现，应马上经窦道试行重置引流管，并密切注意观察体温、腹痛情况、腹部检查情况和血白细胞检查，并用抗生素控制感染。如果病情得不到控制或仍有加重，可能需要手术治疗。

拔除 T 管后出现胆漏怎么办

拔 T 管后如出现胆漏，应立即试行经窦道重置引流管，并密切观察体温、腹痛情况、腹部体征和血细胞检查，同时用抗生素抗感染。如果漏入腹腔的胆汁量较少，腹腔内炎症能局限而不再扩散加重，在观察的同时继续消炎保守治疗；反之，如果重置引流管失败，经过抗感染治疗，病情得不到控制，体温升高、腹痛体征加重、白细胞不断升高，说明腹腔内炎症在持续加重，可能需要手术治疗。

何谓 U 管

U 管是一段带有多个侧孔的胆道引流管,由于置入体内后弯曲呈 U 状,故称为 U 管(图7)。常用于晚期胆管肿瘤的姑息性引流,也可用于良性的肝门部胆管狭窄。U 管通常需手术放置。术中先将一胆道探条经肝外胆管切开处插入,并通过肝门部或肝内胆管狭窄处,然后从肝表面戳创穿出。接着,将 U 管一端固定于探条的一端,抽动探条另一端,在探条抽出的同时,U 管被放入相应的部位,其两端分别有腹壁引出体外。其中,有侧孔的段必须位于胆道内,否则可造成胆汁漏入腹腔。U 管不仅对胆管狭窄起到支撑作用,同时也起到了外引流的作用。其优点主要是便于定时更换。有些病人多需长期放置,导管留置过久必然会老化或堵塞,此时将新管和旧管一端连接,用前述的方法取出旧管放入新管。U 管也有不足之处,除上述可能发生胆漏外,长期置管还可能并发胆道感染,而且引流管的两端均引

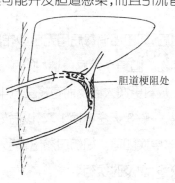

胆道梗阻处

图7　U 管引流

出体外,给生活带来不便,管子周围皮肤的疼痛常使部分病人难以忍受。

U形引流管应怎样护理

首先,同T管引流一样,应注意每天的引流量和引流液的性状。正常的引流液应是金黄色,如果胆汁引流比较浑浊,应当进行冲洗,预防胆道炎症的发生以及胆泥的形成。尤其是后者,一旦胆泥阻塞U管上的开口,有可能造成引流管堵塞,导致引流不畅甚至并发胆管炎。

其次,要时时注意引流管的位置、在体外的长度,特别要注意体外部分不要折叠、扭曲。

另外,由于U管是用于长期的胆道外引流,病人要定期到医院由医护人员对该管进行冲洗,以免堵塞。如较长一段时间没有胆汁引流出来,也应该及时就诊。

胆道手术后需天天换药吗

胆道手术后,切口部消毒后用无菌纱布覆盖,一般不必敷什么特殊药物。胆道手术后所谓"换药",实质上只是更换敷料而已。敷料更换太勤反而有将空气中细菌带入创口之可能。所以,一般3天左右换1次,以后如没有什么特殊情况,到拆线时更换即可。如伤口渗出较多,有出血或引流管周围渗出较多,应及时换药。

胆道手术后何时
可以拆线、出院

　　胆道手术后,一般 7~9 天伤口愈合,可考虑拆线。但对于营养差、贫血病人可适当延长拆线时间。用张力缝线者 2 周拆线。拆线后伤口无红肿、渗出,观察一天可出院。如有 T 管,一般经造影后无异常,拔管后第二天无腹痛、发热即可出院。

五、微创外科手术

～ 什么是LC ～

LC 是 Laparoscopic cholecystectomy 的英文缩写。指腹腔镜胆囊切除术,最早是在 1987 年由法国的医生首次在病人身上进行。操作过程大致如下:先注 CO_2 至腹腔,造成气腹,然后在病人腹壁上做 3～4 个 5～10 毫米的小洞,其中 1 个置入带有冷光源的摄影头,连接到主刀医师面前的一个显示器代替手术医生的眼睛,从另外 3 个洞分别置入牵引胆囊的抓钳和分离钳,手术医生一边看显示器一边解剖分离胆囊,然后将切除的胆囊从 1 个 10 毫米的孔中取出。整个手术的操作原则和开腹胆囊切除术完全一致,只是操作方法上有所不同,手术医生需经过一定的操作训练才能胜任这一术式。目前,该术已在我国的较多医院内开展,但由于该设备以及手术的费用较高、手术医生需特殊训练等因素,尚没有达到普遍开展的程度。

～ LC 检查有哪些优点 ～

经过多年的临床实践和大量病例经验的积累,目前普遍认为,腹腔镜胆囊切除术是损伤最小的一种胆囊切除手术。整个操作过程出血较少、手术照明和暴露视野均利于操作,对腹腔内其他脏器的影响较小,术后肠胃道功能恢复快。更因切口小、无须缝合,切口相关并发症的发生率低。术后康复快、住院时间大大缩短。

为什么腹腔镜胆囊切除术的并发症较高

自腹腔镜技术问世以来,由于腹腔镜胆囊切除术有上述诸多优点,很快受到外科医生的重视和病人的欢迎。但是随着临床上应用的日益广泛,不断出现手术并发症的问题。许多大宗病例统计报道认为,LC 的胆管损伤率高于开腹胆囊切除术(0.3%~0.6%)。出现上述情况主要有以下几种因素:a. 病人胆道解剖异常;b. 术中出血。LC 和传统开腹手术相比,止血过程中损伤胆管的可能性更高;c. 病人有反复胆囊炎发作史,胆囊周围炎症粘连较重,或胆囊萎缩等均可造成解剖分离困难,造成胆管损伤的发生率上升。手术过程中,如果有上述情况,为了避免胆管损伤,有时可能开腹手术;若是术前已经意识到该例腹腔镜胆囊切除手术可能相当困难,在选择手术方式时,可首选开腹胆囊切除术。此外,即使是由有经验的医生主刀,也应充分做好中转手术的准备。

什么是内镜括约肌切开术

内镜下括约肌切开术(EST)是胆道介入治疗的一个重要手段。其操作基本上和 ERCP 相同,在十二指肠镜到达十二指肠乳头开口时,用电刀将壶腹括约肌切开。该操作可用于括约肌狭窄、远端结石等病变,成功率较高,并发症相对较低。该手术可使病人避免再次手术,容易为病人接受。

哪些胆道疾病需进行
内镜下括约肌切开术

内镜下括约肌切开术可用于下述胆道病变:a. 胆道手术以后的胆管残余结石;b. 原发性胆管结石;c. 壶腹括约肌狭窄;d. 急性梗阻性化脓性胆管炎;e. 急性胰腺炎;f. 晚期胆道肿瘤需要放置内支架引流。

内镜下括约肌切开术
会有哪些并发症

内镜下括约肌切开术常见的并发症有以下几种:a. 十二指肠穿孔:主要是由于切开括约肌过长,一般原则上切开1 厘米左右,如果病人的括约肌长度小于 1 厘米极易发生穿孔。另外在取石时,结石体积过大或术者使用暴力,均有可能造成穿孔。此类病人当中，部分经保守治疗后可以痊愈，但其他病情较重者一般均需手术治疗。b. 出血：多见于切开时电凝不足或损伤了动脉的小分支，此时可以给予局部注射止血药物和压迫或电凝止血。术后应严密观察，发现有休克症状者应及时纠正，有时需急诊手术治疗。c. 诱发急性胆管炎和急性胰腺炎，一般是由于结石或结石的碎屑嵌顿于胆胰管的出口处所致。

～ 胆道引流有哪几种方法 ～

胆道引流方法主要有手术引流、经皮经肝胆管穿刺引流和内镜下胆管引流3种。a. 手术引流可以是胆囊、胆管的置管外引流，也可以是胆囊、胆管与肠道吻合的内引流。b. 经皮经肝胆管穿刺引流主要是外引流，有时也可做内引流，也可以在胆道内放入支架扩张胆道使胆汁顺利流入肠道。c. 内镜下胆道引流是将引流管一头放在胆管内，另一头由鼻腔引出，即所谓"鼻胆管引流"。也可经内镜放入塑料制成的短暂内支架引流或记忆合金制成的永久性内支架引流。3种引流方法各有优缺点，也各有最佳适应证。选择何种方法应根据病人的具体情况而决定。

经医生*诊断治疗*后
病人应
怎样进行康复

姓名 Name _____ 性别 Sex _____ 年龄 Age _____

住址 Address _____

电话 Tel _____

住院号 Hospitalization Number _____

X 线号 X-ray Number _____

CT 或 MRI 号 CT or MRI Number _____

药物过敏史 History of Drug Allergy _____

胆囊结石手术后
怎样服药预防复发

　　胆囊结石手术方式是切除病变的胆囊。胆囊这一产生胆石的场所已切除，不会复发胆囊结石，不必长期服药预防复发。

胆道术后何时可以开始饮食

　　腹部手术后，由于麻醉及手术对肠道刺激，肠功能暂时丧失，临床表现为肠麻痹。这段时期内如进食，病人会发生呕吐，这时要禁食。即使禁食，大部分病员仍会因吞咽空气而发生气胀。所以一般应留置胃管做胃肠吸引减压。根据胆道手术大小，一般于术后1~3天肠鸣音恢复，肛门放屁，反映肠功能恢复，即可拔掉胃管开始饮食。饮食第一天以流质为主，如无不适第二天进半流质。考虑到肠道刚恢复功能，一般以清淡易消化饮食为主，短期内不宜油腻饮食。

胆囊切除术后病人
饮食应注意些什么

　　胆囊正常的生理功能，包括储存、浓缩和排泄由肝脏生成的胆汁，并且具有调节胆道压力的功能。胆囊切除后，胆汁源源不断地进入肠道,于是非进食时段胆汁流入肠道却并未发挥其消化作用,而进食过程中又发生胆汁不够的情况。从理论上可能造成脂肪的消化吸收障碍、脂肪性腹泻和脂溶性维生素缺乏等症状。但到目前为止,并未见明显的统计学报道。这主要是因为手术切除的胆囊本身是一个病理状态下的胆囊,在长期病程中,胆囊一部分或完全地丧失了其功能,病人在手术前可能已一部分地或完全地得到了机体的代偿,因而术后并无显著的临床表现。不过病人在手术以后,早期还是以低脂饮食为好,以后再逐渐过渡到正常饮食。

胆囊切除术后能吃鸡蛋吗

鸡蛋及荤油等高脂饮食的消化吸收需要胆汁帮助,胆囊结石病人吃油腻食物后会刺激胆囊收缩,在排出胆汁时如结石嵌于胆囊颈部,则引起胆绞痛。胆结石病人常常自己忌油腻食物防止胆绞痛发作。胆囊切除后,高脂饮食不会再有刺激胆囊收缩引起胆绞痛。然而鸡蛋、油腻食物也不宜过多摄取,过多、过量摄取可引起高血压、冠心病、高血脂症等,况且胆囊切除术后胆道系统已失去了浓缩和储藏胆汁的场所,胆汁的排泄不可能再与进油脂类食物配合得像以前那样默契,可能发生脂肪泻。胆囊切除后可以吃鸡蛋及其他油脂食物,但不要一餐吃得太多,宜"细水长流"逐渐增加,让机体慢慢适应。

患了胆道术后综合征怎么办

胆道手术后胆道炎症或胆道结石的症状不消失,甚至加重,又找不到产生这些症状的原因,以往统称为"胆道术后综合征"。随着多种胆道影像检查的开发应用,胆道手术后症状发作的原因大多已能查清,如胆道残余结石,"胆道术后综合征"的发生率已大大降低。尚有一些"胆道术后综合征"至今尚难明确真正的病因,它可能是由于胆囊管残留过长、括约肌功能障碍和胆囊管残端神经纤维瘤引起的。残留过长的胆囊管逐渐扩张,可形成有炎症的"小胆囊",由此产生症状。壶腹括约肌痉挛可造成胆管内压力过高而产生症状。胆囊管残端神经纤维瘤在胆管充盈排空时产生疼痛。诊断此类疾病首先应排除胆道以外的疾病,经对症处理后无好转而高度怀疑这些疾病者可剖腹探查。一旦明确胆囊管残留过长或胆囊管残端神经纤维瘤者应手术切除。如括约肌纤维性狭窄,可经内镜或经腹进行壶腹括约肌切开术。

老年病人胆道手术后
应注意些什么

老年病人常因就诊晚、进食少、营养差,术后应特别注意纠正水、电解质失衡,及时补充血容量及营养。但是也不能过多过快,以免加重心脏负担。其次,老年人并发症较多，尤其是心肺并发症多，要严密心电监护，及时应用自控镇痛，同时鼓励咳痰、喷雾、化痰等，保持呼吸道通畅，防止并发症的发生。另外，应提倡术后早期活动，经常复查肝、肾功能及血糖，以利于及时处理重要脏器出现的情况。

挂号费丛书·升级版
总 书 目

37. 专家诊治眩晕症	（神经科）	54. 专家诊治子宫疾病	（妇　科）
38. 专家诊治肾脏疾病	（肾内科）	55. 专家诊治妇科肿瘤	（妇　科）
39. 专家诊治肾衰竭尿毒症	（肾内科）	56. 专家诊治女性生殖道炎症	（妇　科）
40. 专家诊治贫血	（血液科）	57. 专家诊治月经失调	（妇　科）
41. 专家诊治类风湿关节炎	（风湿科）	58. 专家诊治男科疾病	（男　科）
42. 专家诊治乙型肝炎	（传染科）	59. 专家诊治中耳炎	（耳鼻喉科）
43. 专家诊治下肢血管病	（外　科）	60. 专家诊治耳鸣耳聋	（耳鼻喉科）
44. 专家诊治痔疮	（外　科）	61. 专家诊治白内障	（眼　科）
45. 专家诊治尿石症	（泌尿外科）	62. 专家诊治青光眼	（眼　科）
46. 专家诊治前列腺疾病	（泌尿外科）	63. 专家诊治口腔疾病	（口腔科）
47. 专家诊治乳腺疾病	（乳腺外科）	64. 专家诊治皮肤病	（皮肤科）
48. 专家诊治骨质疏松症	（骨　科）	65. 专家诊治皮肤癣与牛皮癣	（皮肤科）
49. 专家诊治颈肩腰腿痛	（骨　科）	66. 专家诊治“青春痘”	（皮肤科）
50. 专家诊治颈椎病	（骨　科）	67. 专家诊治性病	（皮肤科）
51. 专家诊治腰椎间盘突出症	（骨　科）	68. 专家诊治抑郁症	（心理科）
52. 专家诊治肩周炎	（骨　科）	69. 专家解读化验报告	（检验科）
53. 专家诊治子宫肌瘤	（妇　科）	70. 专家指导合理用药	（药剂科）